アメリカの医師は患者とどう向き合っているか

近本洋介 [著]

医療コミュニケーションの挑戦と工夫

金子書房

まえがき

　医療の現場で、患者や家族とのコミュニケーションにフラストレーションやじれったさを感じ悩んでいる医療関係者は少なくありません。これは日本もアメリカも同じです。

　本書は日本で生まれ育ち、日本の医療現場で心理臨床の経験を積んだサイコロジストが、渡米後、アメリカの医療機関で長年にわたって観察・経験した臨床コミュニケーションの工夫やコツをまとめたものです。

　私は、医師のコミュニケーションを改善するという役割を担って、大学病院と統合医療機関に雇用されました。心理的アセスメントや心理療法のような通常の心理臨床業務のために雇われたわけではありません。アメリカでは、医療関係者のコミュニケーションに関する患者による評価が保険からの支払い率を左右するような医療制度がしかれたこともあり、医師の患者に対するコミュニケーションの改善が急務となっているからです。

　以前にアメリカのいくつかの大学で、ヘルスコミュニケーションをはじめ、カウンセリング、コーチング、教育心理学などを教えていた経験から、医療機関での自分の役割は、コミュニケーションのスキルを「医師に教える」ことだと意気込んで医療現場に足を踏み入れました。まもなく、それがまったくの思い上がりで、大きな勘違いに過ぎないことを自覚することとなります。

実のところ、コミュニケーションの知恵は、すでに現場に
たくさん存在していたのです。多くの医師が、長年の臨床経
験から地道に少しずつ蓄積してきたコミュニケーションの工
夫やコツは数えきれないくらいあるのです。アメリカの医療
現場の課題は、それらを必要としている医師にうまくシェア
する機会がないということでした。

　そこで、私の役割は、これらの工夫やコツを現場でできる
限り拾い集め、それらを広く他の医師に伝えることへと転換
します。さまざまな診療科の医師に、多忙な中、応じてもら
ったインタビューの記録はノート何冊にもわたります。

　でも、これはサイコロジストとしての偏見かもしれません
が、現場にある知恵を集めるには、その場で直接観察するの
が一番だと感じました。医師が意図的に意識的に使っている
コミュニケーションのストラテジーだけでなく、無意識に自
然と実践されているコミュニケーションも実際の文脈の中で
その具体的なところを観察・経験することができるからです。
コミュニケーション・コーチングという医療機関内の取り組
みの名のもと、同僚として診察室やベッドサイドに何度も随
伴させてもらいました。患者と向き合う聖域に快く招き入れ、
現場の課題や試行錯誤を包み隠さずシェアしてくれた多くの
医師に心から感謝しています。さらに、診療場面での私の担
当医への随伴を許可してくれた患者の皆さんにも心から感謝
を述べたいと思います。文脈のない概念的なシェアリングは、
アメリカの医療現場では役に立ちません。目の前にいる実在
する患者、その患者が経験している臨床的問題、その患者を
診療している個々の医師のユニークなペルソナ、ならびにコ

ミュニケーションのスタイルが、包括的に理解できてはじめて、意義のある伝播が生じます。つまり、ストーリーとして語られたときに実践につながる真の理解が生まれるのです。

　そこで、本書は、アメリカの医療現場で奮闘する医師らのストーリーを手軽な読み物としてまとめてみました。理論や概念と現場での実践可能性との距離を短くしようとする試みです。日本の学会や大学の授業などで、医師のコミュニケーションや患者エクスペリエンスといったトピックのお話をさせていただくと、もっと知りたい、日本語の本はないのかと尋ねられることを何度も経験しました。そんな皆さんに勇気づけられて本書の執筆に取りかかった次第です。

　ストーリーを語るにあたって、エピソードの背景や文脈についてはそのエッセンスについてできるだけ実際に起こったことを忠実に再現するように努力しましたが、医師やその他の医療専門家、ならびに、患者の匿名性を守るために、登場人物は架空のものにしてあります。

　医師の方々はもちろんのこと、医療に関わる多職種の方々、さらには、患者の方々にも本書を手に取っていただきたいと、ちょっと欲張った希望をもっています。医師と患者、医師と医師、医師と他の医療者などケアをめぐって関わる双方が、思いやりをもってお互いの諸事情を理解していくことが、医療の安全や質、パフォーマンスを大いに改善するものと信じているからです。

　コミュニケーションや患者エクスペリエンスといった切り口をもとに、どのように患者と向き合っていくかについて、日本の医療現場で活躍する医師やその他の医療者の方々が立

ち止まって考えてみる機会となり、それが、今日のストレスフルな状況の中で見失いがちなやりがいや生きがいの再発見につながってほしいと切望しています。

　　「ケアするのは、われわれの患者たち、われわれ自身、
　　われわれの同僚たち」

　ニューヨークにある大学病院、マウントサイナイで私たちが掲げたモットーです。

目次

まえがき　1

序章
--9
変わりつつある患者との向き合い方

こんなはずじゃ　10

疲れ切った医療者　12

患者に評価される時代の到来　14

患者エクスペリエンスとは　17

患者エクスペリエンスを測ることと順位づけ　19

患者エクスペリエンスをめぐる葛藤①
　　──患者の満足度？　21

患者エクスペリエンスをめぐる葛藤②
　　──患者の色眼鏡　23

患者エクスペリエンスをめぐる葛藤③
　　──いろいろな患者　24

コミュニケーションの特効薬　26

第1章
--29
今さら聞けない

概念のひとり歩き　30

具体性への反論？　31

医師にコーチ　32

コミュニケーションに関するコーチング　34

話し言葉　36

第**2**章 --- 41

苦情を言われるなんて心外！

ちゃんと聴いているのに　43

患者が実感する傾聴　45

座ることのチカラ　48

先生はコンピュータばかり見ていて……　51

（実践コラム １）「聴」　52

患者の言うことを聴いているだけでは不十分？　57

感情に名前をつける　58

聴くことは訊くことから　63

（実践コラム ２）患者をさえぎってはいけないという呪縛　68

第**3**章 --- 71

わかっているんだか、いないんだか

うなずいているんだけれど　72

何か質問？　どんな質問？　74

後で読みます⁉　76

余韻のチカラ　80

うさぎ穴に落ちないように　83

第**4**章 --- 89

寄り添いたくても

寄り添っていたつもりが　90

先生にわかるわけないでしょ　93

共感の限界　95

インターパシーという観点　105

共感のダークな側面　107

共感だけに頼らずに　109

患者の権利とコンパッションという視点　114

どうしても寄り添えないとき　116

（実践コラム③）やり直しボタンの勧め　119

（実践コラム④）医療現場でオノマトペ　120

第5章
125

患者にやる気がなくて……

アドバイスの功罪　126

余白　129

物差し上の距離　131

空っぽの皿　137

隙間　139

医師自らにも役立つ「隙間」　142

なぜ、なぜを避けるのか　146

（実践コラム⑤）沈黙のチカラ　149

終章
151

医師が自身と向き合う

医師のウェルビーイング　155

医師の役割を離れたところでも　157

セルフ・コンパッション　158

グラティチュード（感謝）　160

酸素マスク　162

新しいページをめくる　164

アメリカの医師は患者にどのように語りかけるか　166

あとがき　169

" コンシューマリズムの波……
　医療者が患者に評価される時代

序章

変わりつつある
患者との向き合い方

こんなはずじゃ

　こんなはずじゃなかった……。

　Dr. トーマスが国際学会で久しぶりに再会した医学部同期の Dr. パーカーに打ち明けた言葉です。

　二人ともすでに発表が終わっていたこともあり、その晩は会場のホテルの1階に見つけたバーでくつろぐことにしました。基調講演や分科会で耳にしたことをディスカッションし、子どもたちの写真を見せ合って家族の近況を語り合い、お互いの職場でのモヤモヤについてありきたりな不満を漏らしたときのことです。

　「こんなはずじゃなかった」

　いつも明るく前向きな友からこぼされたこの言葉に、最初は耳を疑った Dr. パーカー。沈黙のまま、成り行きを見守ります。

　Dr. トーマスは肩を落としたまま続けます。

　「患者のために日々研鑽し、食事の時間も惜しみトイレに行く回数だって減らして、一生懸命頑張っているのに、患者が指示に従わない、患者のアドヒアランスが悪くて治療成績が上がらないと自分たちのせいにされてしまう、ときには、患者から文句や苦情が出てくることだってあるし。フラストレーションがたまるだけじゃなくて、憤りだって感じてしまうんだ」

　「どんなに頑張っても、よい結果につながらないし」

　「患者の話に興味が湧かずに、判で押したような最小限の

診療パターンを繰り返す毎日。患者の言葉が意味をなさない雑音にしか聞こえないことだってあるし」

　Dr. パーカーが知っている Dr. トーマスは、人一倍、優しくて、思いやりをそのまま形にしたような人でした。学生のころは、休みに入るとすぐに、バックパックひとつを背負って南アメリカの貧困に苦しむ村へボランティアに出かけていました。家と呼ぶには程遠いような住居の屋根や壁の修理をしたり、食事の準備や配膳をしたり、ときには、村の助産師の手伝いをしたりと必要とされていることはなんでもやりました。それでも、忙しいスケジュールの中、合間を見つけては、お年寄りのストーリーに耳を傾けたり、修道女たちが運営している孤児院で子どもたちとサッカーをすることが何よりも楽しみだったと熱っぽく語る Dr. トーマスを見て、Dr. パーカーは、本当にいいやつだ、こういうやつが本当によい医師になるんだろうなと信じて疑いませんでした。

　そんな Dr. トーマスの口から、フラストレーションや憤りの言葉がこぼれてきたのです。それも彼の生きがいの源であるはずの患者との関係に由来するものが。彼の切実な表情に「そんな自分が嫌になって罪悪感を感じているんだ」という Dr. トーマスの内なる悲鳴すら聞こえてきます。

　Dr. パーカーを驚かせたのは、医師ともあろうものが患者に対してフラストレーションや憤りを感じるなんて信じられないという叱責的な理由でも批判的な理由でもありません。身の回りでも、患者とのやりとりにフラストレーションや怒りを感じている医師がいるのはよく知っているし、正直なところ自分自身も同じような経験をしたことだってあります。

驚いたのは、Dr. トーマスのような「思いやりを形にしたような」医師ですら、患者との関わり方で悩んでいるという事実です。こう見てくると患者との向き合い方に苦労していない医師は誰もいないように思えてきます。

なんとか助けたいと一心不乱に手持ちの引き出しを全部開けてアドバイスを探しまくりますが、目の前にうなだれて座っている友にかける言葉はなかなか見つかりません。ようやく絞り出したアドバイスも、バーの喧騒の中に虚しく消え去ります。親友がほとんど口をつけなかったワインを奢ることくらいしかできない自分に嫌悪感を感じた Dr. パーカーです。普段よりも長めにしっかりとハグをしながら「いつだって相談にのるからな。マジに！」と言って親友の後ろ姿を見送った Dr. パーカーは、医師が患者と向き合うとはどういうことかについて、さまざまな疑問を抱き、課題を意識しながら、眠れない夜を迎えました。

疲れ切った医療者

アメリカの医療者は疲れ切っています。COVID-19 のパンデミックがそれに拍車をかけたのは確かですが、医師の間の燃え尽きや自死、薬物やアルコールへの依存などが問題視されるようになったのはかなり前からのことです。問題の大きさは、系統的に算出された統計の数字を探すまでもありません。医師仲間を襲う悲しいニュースは、連日とまではいかなくても、耳にすることが少なくないからです。それほど深刻でなくても、使命感にかられて医師というキャリアを選ん

だものの、現場でストレスに苛まれ、やりがいを失っている
医師は数え切れないほどいます。

　アメリカ医師会やアメリカ卒後医学教育認定評議会
（ACGME）などで情報を探すと、アメリカでは年間 200 人か
ら 300 人の医師が自死に至っていて、その率は一般人の 1.3
倍に及ぶそうです。自死、特に医師の自死がタブー視される
現状では、これらの数字は過少申告されているに違いありま
せん。女性の医師の状況はより深刻です。2020 年の調査では、
女性の医師は男性の医師よりも 2 倍近く自死する確率が高
いことが報告されています。自死と深く関連するうつなどの
要因、その対処法について周知しているはずの医師の自死率
が一般人よりも高いのには、何か特別な理由があるに違いあ
りません。

　2023 年のアメリカ医師会の調査によると、アメリカの医
師の半分以上（50.3％）が燃え尽き症候群を経験していて、
2017 年の 48.2％からさらに上昇しています。燃え尽きに特
徴的な「情緒的疲弊」に至っては 72.2％の医師が経験して
いるとのこと。さらに、29.3％の医師が医療現場での患者と
の関係性に深刻な影響を与えてしまう「脱人格化」を、38.1
％が自己肯定感ややりがいの喪失のサインである「達成感の
欠如」を経験していると報告されています。まさに Dr. トー
マスの発言を思い起こさせるものばかりです。

　医師が抱えている苦悩の深刻さは他のところにも表れてい
ます。「もし人生のやり直しがきくとしたら」という質問を
したときに、同じキャリアは選ばないと決心している医師が
半分以上にものぼるというものです。世間が羨む医師という

> 使命感を抱き、たくさんの自己犠牲を払い選択した職に就いたにもかかわらず

職業のイメージとはかけ離れた結果です。使命感を抱き、たくさんの自己犠牲を払い選択した職に就いたにもかかわらず「こんなはずじゃなかった」と感じている医師が少なくないのです。

医師はこれまでにもいろいろなプレッシャーを乗り越えてきました。日に日に更新されていく医学知識から取り残されないようにすることはもちろんのこと、患者と正面から向かい合う神聖な診察室にはどことなくぎこちない電子カルテの導入や保険請求にともなう報告義務の増加、診る患者の数を増やして年々厳しくなる経営を支えることなど、数え切れないほどです。それに加え、アメリカでは、もうひとつ患者との向き合い方そのものを直撃している動きがあります。「患者エクスペリエンス」と呼ばれ、突き詰めて言うと、患者に医療者を評価してもらおうというものです。

患者に評価される時代の到来

コンシューマリズムの波はついに医療現場にも到来し、医療者が患者に評価される時代が来たと言うと、どこかセンセーショナルで、驚きや憤慨を感じる医師も少なくありません。ただ、実のところ、これは今に始まったわけではありません。患者同士の待合室での会話に耳を傾ければ明らかです。あの先生はやさしい、親身になって話を聴いてくれる、わかりやすく説明してくれるなど、好意的な評価ももちろんたくさん

序章　変わりつつある患者との向き合い方　　15

ありますが、ときには、あまり耳にしたくないものだってあります。あの先生はぶっきらぼうでこわいとか、無口であまり説明してくれないとか、こちらの真意も理解せずに、自由奔放に家族や他の患者に吹聴します。自分のことはそっちのけで、「一方的に感じたこと」を「自分なりの、往々にして自分勝手な言葉」で信頼性や妥当性なんて評価も皆無で周りに言いふらすのです。最近ではインターネット上で悪評を拡散する患者だっています。そこには医師が自分の言い分を主張するメカニズムがないことも手伝って、医師から反感を買うことも想像に難くありません。

　アメリカで、患者の声を現場に生かしていこうとする一般的な動きは、ヒューマニスティックな医療をリードする一部の医師の間では、かなり以前から推奨、試行されていたものです。ただ、この動きは2002年に大きな変貌を遂げることになります。連邦政府が管掌するメディケアという高齢者のための健康保険が「患者エクスペリエンス」という名の下、患者の声を広く拾い上げて、医療の質や効率の向上に役立てようという努力を始めた年です。最初のうちはとりあえず、患者エクスペリエンス

> 患者の声を広く拾い上げて、医療の質や効率の向上に役立てよう

の測定方法を確立しようとしていたのですが、そのうちに測定結果を保険から医師や病院に支払われる額と結びつけようという動きに転じます。メディケアから医師や病院に支払われるべき額の一部を政府が一括して保留しておいて、患者エクスペリエンスのスコアがよいところだけにその保留分を支払うというメカニズムです。患者に提供されたケアの量では

なくて価値に対して支払おうという動きの中に、患者による評価という指標が組み込まれたかたちです。患者の声をもっと取り入れようというなんとももっともらしい理由を背景に導入されたようにみえるものの、メディケアの財政が逼迫していたことから、本当の理由はコスト削減なんだと皮肉たっぷりに批判する医師も当初は少なくありませんでした。

　とは言っても、連邦政府が決めたことなので無視することはできません。ほんの一握りの患者から苦情が届いていた「ご意見箱」の時代、待合室での患者同士のカジュアルなおしゃべりの時代は終わりを告げました。この新しい制度のもと、患者全体から、積極的に、系統的に、評価を求めなければならないようになったのです。患者からの評価を以前よりも気にするようになった医師が増えたのは言うまでもありません。患者第一をモットーにしている医師からも、患者から評価されることが気になって、説明や説得、アドバイスの切れ味が悪くなってしまったと懸念の声も聞かれるくらいです。

　患者とのパートナーシップが重要だということに異存のある医師はおそらく一人もいません。患者の声を生かしながら、患者と協力し合って治療をうまく進めていくことができるならば、それに越したことはないのです。ただ、英語では「悪魔は細部に宿る」というちょっとおどろおどろしい言い回しで指摘されるのですが、患者の声を生かすという理念を具体的にどのように実現、実施していくかというところに難しい課題があります。患者エクスペリエンスとは何かについて、概念的、理念的な議論ではなく、臨床現場で実際に通用する言葉でキーポイントをおさえることが Dr. パーカーや Dr. ト

ーマスのような真摯な医師には重要なのです。

患者エクスペリエンスとは

　患者エクスペリエンスとは、医療機関でケアを受けるにあたり、患者が自らの五感を通して察知した経験の総体です。一人ひとりの患者の経験ですから、あくまでも主観的に評価されるものです。アメリカ国内だけでなく世界中の患者エクスペリエンスの専門家にネットワークを提供し、患者エクスペリエンスに特化した学術誌も発行しているベリル研究所（The Beryl Institute）によると、患者が評価する対象は、受診や入院中に医療者やスタッフとのやりとりや物理的な治療環境で経験したエクスペリエンスはもちろんのこと、実際の受診や入院前に診療内容を調べたり、予約をとるときに経験したエクスペリエンス、さらには、受診・入院後のフォローアップ時のエクスペリエンスまで含まれるとされています。

　この定義は時間的にも空間的にも広がりがあり、とても包括的なのですが、患者エクスペリエンスに注目した動きが何を目標としているのかというところが今ひとつはっきりしません。プレス・ゲイニー（Press Ganey）という患者エクスペリエンス領域を得意とするコンサルテーション会社の元チーフ・ナーシング・オフィサーのクリスティーナ・デンプシーは、患者は疾病を患ってただでさえ悩み苦しんでいる、だから、ケアを受けるにあたって、余計な苦悩を与えてはならない、不必要な苦悩をなくすことが患者エクスペリエンス向上の大切な目標だと述べています。入院時に病室に案内される

途中で、血液らしきものがついた絆創膏が廊下に落ちている
のに気づいた患者。もしも翌日同じところで同じ絆創膏を目
にしたら、おそらく病棟はどのくらいの頻度で清掃されてい
るんだろう、手術室はどうだろうと不安
を感じずにはいられません。これがデン
プシーの言う不必要な苦悩で、患者エク
スペリエンス向上の努力でできるだけ取
り除かなければならないものなのです。

不必要な苦悩をなくすことが患者エクスペリエンス向上の大切な目標

　手術を担当する外科医が、明日の段取りの説明にベッドサ
イドを訪れます。外科医の説明は息もつかず早口で、ついて
いくのがやっとなのにもかかわらず、隣のベッドからは患者
と看護師が何やら大声で話している。イライラするだけでな
く、外科医の説明がすべてしっかりと理解できたかどうか不
安になってしまう。これらもまた不必要な苦悩なのです。

　患者エクスペリエンスに注目する目的は、個々の患者の好
みやニーズ、さらには価値観を重んじ、それに沿うように患
者中心のケアを提供することだとも言われています。これは
医療研究・品質調査機構（AHRQ）という安全と質の向上を
主導するアメリカ連邦政府の機関がまとめたものです。好み
やニーズ、価値観を重んじるためには、第一に患者からそれ
らをしっかりと聞き取るプロセスが不可欠です。その上で、
それらを考慮に入れながら治療方針を立て患者に説明してい
くことが必要になります。どんなに治
療のガイドラインが確立している場合
でも、それをすべての患者に金太郎飴
的に適用していては不十分で、患者エ

すべての患者に金太郎飴的に適用していては不十分

序章　変わりつつある患者との向き合い方　　　19

クスペリエンスに配慮した質の高いケアを提供しているとは
いえないのです。患者の意向に沿うようなケアが医学的に不
可能な場合には、それを患者の心的状況や価値観をおもんぱ
かりながら、うまく説明するスキルも必要になってくること
は言うまでもありません。

患者エクスペリエンスを測ることと順位づけ

　外来にしろ入院にしろ、アメリカの医療機関でケアを受け
ると、患者にはメールや郵送で患者エクスペリエンスの調査
票が送られてきます。入院治療と外来治療とでは調査項目が
多少違うものの、「医師のコミュニケーション」に関する質
問の仕方はまったく同じで、3つの側面について尋ねるもの
です。頻度で答えたり、程度で答えたりといった違いや言い
回しのバリエーションは多少ありますが、①医師はあなた
（患者）に、礼儀正しく敬意を払って接しましたか、②医師は
あなた（患者）に、わかるように説明しましたか、③医師は
注意深く話を聴きましたかという3つです。

　これは突き詰めて言うならば、標準化された調査票で患者
エクスペリエンスを数値化して測ること
で、全米の医師や病院を同じ尺度の上に
並べることができるようになったという
ことです。測るということは、順位をつ
けるということなのです。「礼儀と敬意」の順位づけ、「わか
りやすく説明すること」の順位づけ、「注意深く聴くこと」
の順位づけ、さらにまとめて医師のコミュニケーションの順

位づけだって可能です。

　Dr. トーマスは「患者エクスペリエンス──医師のコミュニケーション」というタイトルのチャートをドクターラウンジの掲示板に見つけた日のことを今でも鮮明に覚えています。近づいてみると、棒グラフで埋め尽くされた図が３つ、１つ目は「礼儀と敬意」、２つ目は「わかるように説明すること」、最後は「注意深く聴くこと」と表題がついています。３つとも同じ形式で、左から右へ棒が長いものから短いものへと並べてあります。縦軸はパーセンタイル値で、棒が長ければ長いほどよいことは一目瞭然。99 パーセンタイルを示す棒もいくつかあるものの、50 パーセンタイルあたりにほとんどの棒が集まり、10 パーセンタイル以下の短い棒もちらほらと見かけられます。

　Dr. トーマスが驚愕したのは次の瞬間です。横軸に目を落とすとそれぞれの棒の下に同じ科の医師の名前が書かれています。それぞれの医師の「礼儀と敬意」スコアが棒の長さで示されていて、同僚と比べてどこに位置するかが明瞭です。同じ科に属するすべての医師の「成績表」が名指しで貼り出されているのです。当然のこと Dr. トーマスは自分の名前を素早くスキャンしはじめました。「礼儀と敬意」は一番ではないものの上位なのでとりあえずよし、「わかるように説明すること」も上位なのでよし、と安心したのも束の間、最後の「注意深く聴くこと」の棒グラフでは下から数えたほうが早いところに名前を見つけ、一気にげんなりとするとともに、やり場のない憤りが込み上げてきました。

　あの日から、診療中に患者の話を一生懸命に聴いている自

分と、どうしてわかってくれないんだと叫ぶもう一人の自分が存在していることに気づき、どこか違和感を感じるようになってしまったのです。

患者エクスペリエンスをめぐる葛藤①──患者の満足度？

　医療に評価はつきものです。これまでにも、医療者はさまざまな目標値を目ざして安全や医療の質の改善に努めてきました。ただ、この患者エクスペリエンスの改善努力に思いのほか手こずっている医師が少なくありません。特有の難点があるからです。まずは、患者エクスペリエンスを測定するというイメージが、レストランやホテル、レンタカー、携帯電話などのサービス産業でよく用いられる顧客満足度調査と重なってしまうこと。聖域である医療が日常的なサービス産業と同列に並べられてしまうように感じ、患者エクスペリエンスの測定を反射的に毛ぎらいしてしまうのです。サービスを提供する者にとって、客に気に入ってもらえることが第一の関心事である場合には、顧客の満足度が重要な指標になって当たり前のことです。ただ、数多くの複雑な要因が密接に絡み合っていて、高度な専門知識を駆使しながらケアを提供する医療では、患者が満足したかどうかという単純な指標が本当に妥当なものなのかという批判があるのです。Dr. トーマスも Dr. パーカーもこの点で例外ではありませんでした。

　Dr. トーマスと腹を割って話をした学会から少し経ったある日のこと、Dr. パーカーが勤める病院のチーフ・エクスペリエンス・オフィサーが彼の所属する科の会議にやってきま

した。聞くところ、Dr. トーマスの病院のように名指しではないものの、同じようなグラフがドクターラウンジに掲示されることになるというのです。いよいよ自分のところにも来たかと身構える Dr. パーカー。

データの透明性を大切にするオフィサーは、すべての医師に実際に使われている患者エクスペリエンス調査票を配りました。普段なら会議で配られる資料のほとんどは机の上に積み重ねられて、よっぽどのことがない限り、熟読するなんてことはないのですが、今回は、胸が重くなったあの晩の会話を思い出し、調査項目の一つひとつを読んでみることにしました。調査票の最後まで読み終わって、不意を突かれたと感じます。「満足」という言葉が見つからなかったのです。「あなたが受けた診療にどの程度、満足しましたか」みたいな質問があるに違いないと確信していたにもかかわらず……。

例えば、医師のコミュニケーションについて「医師の説明にどの程度、満足しましたか」ではなく、「医師があなたにわかるように説明しましたか」と尋ねているのです。説明に満足しない理由はいろいろで、満足していない患者がいてもどうしようもないこともあります。自分が望んでいた結果ではないから満足しない場合だってあるでしょう。患者が聞きたくない結果も伝えるのが医師の仕事です。医師の仕事は患者の御用聞きやご機嫌うかがいではないからです。

> 医師の仕事は患者の御用聞きやご機嫌うかがいではない

ただ、医師はあなた（患者）にわかるように説明したかという質問に対して、わからないという患者がいるとなるとちょっと事情が変わってきます。わかり

ましたと言って診察室を去る患者ですら、本当はわかっていないんじゃないかと勘繰ることが少なくない現場で、患者が「医師の説明がわからなかった」と自分から言うような事態であれば、本当にわかっていないのに違いありません。どのくらいの患者が説明がわかったと言うだろうかと、かえって興味をそそられた Dr. パーカーです。

患者エクスペリエンスをめぐる葛藤②──患者の色眼鏡

　Dr. パーカーのように、反射的な嫌悪感をなんとかクリアしたとしても、患者エクスペリエンスの改善に取り組んでいくまでの道のりには次のハードルが待ち構えています。

　アメリカの医療現場で日々行われているさまざまな改善努力の方法について、その実態を「泳げ、さもなくば溺れるぞ」と言われているようなものだと医師が自虐的に批判することがあります。ちょっと物騒な表現ですが、泳ぎ方も知らずに大海に投げ出され、泳ぐか溺れるかは自分次第だと言われるようなものだという意味です。それでも、これまでの改善努力では、得意とするところの生命科学の知識や手法を駆使していれば、それが比較的、成功に直結していました。

　ただ、患者エクスペリエンスを改善する上ではちょっと事情が異なります。医師が行ったことが直接、客観的に測定されるわけではないからです。いくら一生懸命に手足をバタバタして溺れずに泳いでいても、それが成功しているかどうかは患者の「色眼鏡」を通して評価されます。患者エクスペリエンスでは、何をどう頑張ればよいのかがミステリーなので

患者エクスペリエンスでは、何をどう頑張ればよいのかがミステリー

す。棒グラフで各医師のスコアを公表することで、医師が勝手にその改善方法を見出してくれるだろうという経営側の希望的観測は当たらずに、かえって医師から不必要な反感を買ってしまうだけの結果に陥ってしまった病院もあるくらいです。

そんな失敗経験を踏まえて、新しい動きが台頭してきます。どんな泳ぎ方をすると患者に泳いでいることがしっかりと伝わるか、つまり、患者の話をどのように聴くと聴いていることがうまく患者に伝わるか、患者にどのように接すると敬意がうまく伝わるか、どのような説明の仕方をすると患者にわかってもらえるかを、行動科学やコミュニケーション科学などの叡智を借りながら探し出し、具体的な技や工夫を資料や講義、ワークショップを通して医師に伝えていこうとするものです。

患者エクスペリエンスをめぐる葛藤③──いろいろな患者

アメリカの医療現場では、実にさまざまな患者に出会います。待合室を見渡すと、子どもを連れた中年の黒人女性の隣に、伝統的な黒い服装をまとい、クルクル巻きの長いもみあげに豊かな髭をたくわえた正統派ユダヤ教の信者、その向かいには、南アメリカから移住してきたばかりでスペイン語しか通じない青年、一番奥まったところには、保険証の名前と呼び名が異なるトランスジェンダーの女性患者が不安そうに座っていたりと、多様性に欠ける日はほとんどありません。

序章　変わりつつある患者との向き合い方　　25

　アメリカにはいろいろな民族の人が住んでいるからというだけでなく、多様性は宗教や文化、価値観、社会経済状況、教育歴、言語、移民歴、出身地、性的志向、性自認などいたるところに存在します。このような患者の多様性が患者エクスペリエンスの向上の課題をさらに難しくしているのは明らかなことです。例えば、白人中心の文化では、人の話を聞くときには相手の目をしっかりと見なければならないとしつけられます。でも、相手の目を見ることが失礼にあたってしまう文化で生まれ育った患者も診察に訪れるのです。握手をすることで親密感を示していた医師が、正統派ユダヤ教の女性患者に握手を求めて、付き添いの夫から怪訝なだけでなく叱責するような視線を感じることもあります。患者によって、よい患者エクスペリエンスを感じる重要なポイントが異なるのです。

　患者が得意とする言語を使ってケアを受けることを保障する法定規制によって、医療通訳を患者に無料で提供することが定着してきたアメリカの医療現場ですが、言語のほかに、情報をどのように取り入れ理解するかの学習スタイルも患者によって異なります。聞くことで理解することが得意な患者もいますが、視覚的なイメージが欠かせない患者もいます。よい患者エクスペリエンスを目ざすには、患者がどのようなコミュニケーションの内容やスタイルを求めているかについて考慮する必要があるのです。

　さらに、患者が望むコミュニケーションの内容やスタイル

は、同一患者であっても置かれた状況によって変わることだってあります。健康な人に、がんにかかったとしたらという仮定、あくまでも仮定のもとに、どのような情報開示を求めますかと尋ねると、もちろん即座にすべてをシェアしてほしいと答える人が多いのですが、実際にがんにかかってしまった状況下では、すべてを一度に受け止める勇気はないので、少しずつ情報をシェアしてほしいと考えるようになる場合だってあるのです。

コミュニケーションの特効薬

　コミュニケーションのワークショップに参加した医師が、コミュニケーションの「特効薬」はないのかという質問をすることが少なくありません。この表現を使ってさえいれば、すべての患者にすべての状況で万全だというものがあれば簡単なのですが、診療の場という聖域で織りなされる人生のさまざまな局面、患者や周りの家族や友人の多様性、さらには、それぞれの医師が使い慣れたコミュニケーションのスタイルにも違いがあることを考えると、それはありえません。バーガーショップで注文するという極めて単純なやりとりの場面ですら、マニュアルに記されている「セリフ」を使って注文していないものを勧められると、心に届かないだけでなく、「うざったい」という印象を引き起こすことにもなりかねません。確かに、医療現場でも汎用性の高い言葉やそのデリバリーの方法などがあるのは事実ですが、あくまでもヒントに過ぎません。患者一人ひとりによって、さらには、同一患者

であっても、診断治療の道のりのどこにいるかによって、コミュニケーションの仕方を工夫していく必要があるのです。そのため、患者エクスペリエンス向上の努力で目ざしているのは、それぞれの医師が新しいコミュニケーションのツールを自分のツールボックスに追加してレパートリーを増やすことです。日々めぐり会う多様な患者、多様な状況で、使い慣れたコミュニケーションのツールがうまく機能していないかもしれないと疑ったときに、ツールボックスの中に他のツールを探します。手持ちのツールが多ければ多いほど、効果的なツールが見つかる可能性が高いということです。

> トップアスリートには必ず
> コーチがついているのに、
> なぜ医師にはコーチがつい
> ていないのだろう

第 **1** 章

今さら聞けない

概念のひとり歩き

　　〜 患者とラポールをつける
　　〜 患者に寄り添う
　　〜 患者に共感を示す
　　〜 患者の理解を深める
　　〜 患者の価値観を大切にする
　　〜 患者の動機を引き出す

　医療現場で働く人であれば聞いたことのない人はいないくらい、よく耳にする表現です。これらが患者と有効な治療関係を構築し、維持していくために大切だということに異論を唱える人はおそらくいません。教科書に何度も出てきたし、指導やスーパービジョンを受けているときにもキーワードとしてよく登場します。患者第一主義をつねに説く同僚からは「患者さんの価値観をもっと大切にしたほうがよいのではないか」と意見されたり、コンプライアンスに問題のある患者に少しきつく注意すると、後で、看護師長から「先生、もう少し患者さんに寄り添っていただきたいんですけれど」ととがめられたりと、現場では、それらがどういうことを意味しているかを知っていることを前提としてどんどん話が進んでいきます。概念がひとり歩きしてしまうことが少なくありません。
　ただ、頭ではわかっているけれども、現場で患者を目の前にして実際にやってみようとすると、うまく言葉にならずに

もどかしい思いをしている人も多いの
が現実です。

うまく言葉にならず
にもどかしい思い

　教員や上司はもちろんのことクラス
メイトや同僚に、そんなこともわからないのかと馬鹿にされ
たらどうしようという不安をかき消し、勇気を振り絞って、
「具体的にはどのように共感を示すんですか？」「どんな言い
方で動機を引き出すんですか？」と尋ねると、「人によって
違うから」とか「状況によって違うから」という理由で、一
言では言えないという返事が返ってくることがよくあります。
こちらとしては、一言で答えてほしいなんてお願いしていな
いし、詳しくてもいいんだけれども……と、心の中でモヤモ
ヤしながらも、「そうでしょうね」と納得する、というか、
引き下がってしまいがちです。

　そうこうして「今さら聞けない」という雰囲気が強化され
蔓延していくわけです。

具体性への反論？

　マヤ・アンジェロー（Maya Angelou）というアメリカの公
民権活動でも活躍した詩人が言っています。

　　「人々はあなたが何と言ったかについて忘れ、あなたが
　　何をしたかについても忘れます。でも、あなたが彼ら
　　をどんな気持ちにさせたかについては決して忘れませ
　　ん」（……people will forget what you said, people will forget
　　what you did, but people will never forget how you made them

feel.)

　この言葉は、医療従事者を対象としたワークショップなど
で、深い人間関係の重要性を唱えるときに頻繁に引用されま
す。胸によく響く言葉で、なるほどなと思う方も多いのでは
ないでしょうか。

　ただ、この名言をあまのじゃく的にとらえると、実際に何
と言ったか、何をしたかについて忘れてしまうんだったら、
結局のところ具体性は重要でないと結論づけることになり、
具体性を尋ねること、探究することをためらう雰囲気を増強
してしまいそうです。

　もちろん、それはこの言葉が意味するところではありませ
ん。相手がどんな気持ちを経験するかはさまざまなやりとり
をした「結果」です。こちらが、多数の可能性の中からどん
な言葉を選び、どんな言い方や表情、動作を使ってコミュニ
ケーションを図ったかの結果なのです。具体性なしには、こ
ちらの意図を伝えることはできません。

　患者が共感を感じるときに患者に聞こえている・見えてい
るのは「共感」ではなく、「共感を伝える言葉や動作など」
なのです。

医師にコーチ

　外科の手技を教えるときに「○○をうまく切除しなさい」
などと言うだけで終わることはないはずです。「うまいやり
方」について、さまざまな状況に応じて、メスの種類やメス

を入れる微妙な角度や深さ、力加減など、具体的な技や技法が緻密に伝えられるのだろうと思います。

アトゥール・ガワンデ（Atul Gawande）という、ヘルスケアのあり方や医師の生き方に鋭い洞察を示してセンセーションを巻き起こすことで知られるアメリカのベテラン外科医がいます。彼が、『ニューヨーカー』という雑誌に、「パーソナル・ベスト」というタイトルの論文を寄稿しているのですが、それは、オリンピックやプロで活躍するトップアスリートには必ずコーチがついているのに、なぜ医師にはコーチがついていないのだろうという疑問から始まります。そして、自分がオペをしている手術室に同僚の外科医を招いたときの経験について語ります。「○○のときに、どうしてそういうふうにしたのか？」という同僚が投げかけた素朴な質問が、それまで当たり前のようにしていたことを意識的に振り返ってみる絶好の機会を与えてくれたというのです。

コーチはフィールドでそのアスリートのパフォーマンスを観ています。よいところを明確に指摘し、さらに伸ばし、アスリートが一歩立ち止まって振り返ることができるような質問を巧みに投げかけ、効果的なフィードバックループを活用します。そうして、そのアスリートにフィールドで実際に役に立つことを具体的に身につけるように支援していきます。教科書的な一般的概念をただ繰り返すだけでは役に立たないからです。コーチングは即効性と具体性の探究を目ざすのです。アトゥールはこの論文で「今さら聞けない」症候群を打破するように励ましてくれているかのようです。

コミュニケーションに関するコーチング

　ただ、医療現場での「コミュニケーション」という領域に入ると、その具体性について真っ向から取り組むことは、いっそう難しくなります。「今さら聞けない」症候群の最たるところかもしれません。話し言葉は、実際にその意図が伝達されたかどうかに関する確証なしに、その音の振動とともに消えていってしまいます。記録にも残りにくいため、自分で振り返ること、さらには医師という専門家の集団として振り返ることは、極めてマレですし、困難です。

　実は、アメリカの医療現場では、医師がコミュニケーションのコーチングを受ける動きが広まってきました。コミュニケーション・コーチングという呼称のほかに、コミュニケーション・コンサルティングとも呼ばれ、医療機関によってやり方は多少異なりますが、それぞれの医師が自分の診療場面で役立つ「具体的なコミュニケーションの工夫」を、コーチ（もしくはコンサルタント）とともに探索追求していくというところは共通項です。アスリートが練習や試合で実際にプレーしているところの観察に基づいてコーチングが行われている

> コーチはまず診察室や
> ベッドサイドで医師に
> 付き添い、医師と患者
> とのやりとりを観察

ように、コーチはまず診察室やベッドサイドで医師に付き添い、医師と患者とのやりとりを観察します。患者の家族とのやりとりや看護師とのやりとりなどを観察することもあります。教科書的に概念から入るのではなく、実際にどのよう

なやりとりが行われているかという具体性を基盤にするためです。

　現場でコーチングが行われるのですが、医師に「今、おっしゃった背景にある意図はなんですか？」など患者の目の前で尋ねることは治療のプロセスを邪魔することになってしまいますので、診療が終わった後に患者のもとを離れ、ドクターラウンジやカンファレンス・ルームなどプライバシーが確保できるところで、あらためて患者との会話を振り返ります。コーチングでは、いろいろなやりとりについて、スムーズに意思疎通が図れていたところを確認し合います。次に、話がこじれてしまったり、患者が予期しない反応をみせたような状況に焦点を当てていきます。医師自身が疑問に感じた状況も含めて、その背景にある課題について話し合い、今後に向けて、よりスムーズなコミュニケーションを目ざした対策を練っていきます。そこでは、医師と患者双方のコミュニケーションの背景にあった「意図」と、それを発した際、受け取った際の「心的状況、すなわち経験」という２つのキーワードを軸にディスカッションし、その医師のスタイルに合った代替策を具体的に作り上げていくのです。

　ちなみに本書の中で紹介する例の多くは、アメリカの医療現場で実践されるこのようなコミュニケーション・コーチングの中から集めてきたものです。つねづね「今さら聞けない」と感じていることについて、新しいアイデアを見つけてもらえることを望んでいます。

話し言葉

　日本の医療現場や教育課程にありがちな「今さら聞けない」という雰囲気は、特に具体的な「話し言葉」についてはそうですし、繊細なニュアンスを織り込む声のトーンや抑揚、さらには表情や動作などノンバーバルなところについては、なおさらです。そんな特有な雰囲気はどのようにできあがってしまったのでしょうか。（アメリカの医療現場では「具体的にどのように言うの？」と尋ねるのが当たり前なのですが……）日本語学者や教育学者の方々が書かれたものにいくつかヒントを探してみました。

　まずは、日本の現代教育が概念的理解に重点を置いていたということと関連するのではないかという仮説です。実は、具体的な話し言葉やノンバーバルな側面を軽視する傾向は、医師や医療者に限られたことではなく、日本人一般に当てはまるのだそうです。日本の現代教育は、外国から新しいモノ・コトをどんどん効率よく取り入れることに注意を払っていたため、外国で芽生えた考え方や概念を表す訳語を必死に作り上げてきたというのです。その訳語によく用いられたのが「音読み」で表される言葉。「社会」とか「自由」などがその例だそうです。なんとなくわかるけれども、よく考えてみると具体的には何を意味するのか、簡単に日常的な言葉で、「訓読み」の言葉で、説明するのは難しいものです。性急に取り入れる必要があったので、具体的に話し言葉にまで落とす余裕がなかったのかもしれません。話し言葉になりにくい

のは、もしかすると、その意味が十分に消化されていないことのあらわれかもしれません。

　医療現場における患者との関係でよく使われる概念を見ていくと、

　　　共感
　　　動機
　　　情動
　　　理解
　　　意思決定
　　　（逆）転移
　　　好奇心

などがあげられます。どうでしょう。ここでも音読みで示される概念が多々見られます。このような言葉が出てきたときに、「具体的には？」という疑問が次々に湧いてきた方もいらっしゃるのではないでしょうか。

　英語圏からたくさんの概念が急速に導入されたことで生じている消化不良の症状はカタカナ言葉の多用に見られます（本書の中でも和語に言い換えるところまでたどりつかず、カタカナ言葉を用いている部分もあります。今回はご容赦いただき、もし適切な日本語訳や説明の仕方をご存知の方、思いついた方がいらっしゃれば、ご教示いただけると幸いです）。

　例えば、

ラポールをつける
　　　アクティブ・リスニング
　　　リフレクティブ・リスニング
　　　コミュニケーション
　　　バランス
　　　フラストレーション
　　　ストレス

など、きりがありません。
　日本の医療現場で日本語を使ってしっかりと患者と向き合うためには、ここに挙げたような大切な概念を一つひとつ噛みしめて消化を促進していく必要がありそうです。ラポールをつけるにしろ、共感を示すにしろ、価値観を大切にするにせよ、日本語で生活し日々の心情や気持ちを経験している患者の内面を的確に受け止めることなしには始まりません。「今さら聞けない」症候群を乗り越えて、現場で役立つ話し言葉のコツを具体的に探していきたいと思います。

66 患者さんから、先生が話を
聴いてくれないという苦情
が来ています

第**2**章

苦情を言われるなんて心外！

中堅医師の Dr. ペレス。時計の針がすでに 2 時を回ったところで、ようやく午前中の診療を終え、職員用のカフェテリアに足早に向かいました。途中で、「先生、後でちょっとお時間をよろしいですか。お話ししたいことがありまして」と事務長に呼び止められます。事務長は経営の手腕を買われて、つい最近、競争相手の医療機関から移ってきたばかり。必要経費をいたるところで削り、外来患者数を増やすこと、病床占有率をほとんど 100% にすることで名を成したという噂です。

そんな評判の事務長に名指しで呼び出され、どんな災いが降りかかってくるんだろうと途端に身構えてしまいます。断るわけにもいかず、午後に病棟を回った後でよければと同意して、カフェテリアでいつもと同じサンドウィッチを手にし、窓際のテーブル席にやれやれと腰を下ろしました。いつもと同じはずのサンドウィッチですがなんとなく味気なく、アイスティーで無理やり流し込んで、また足早に病棟に向かったDr. ペレスです。ベッドサイドを回っているときにも事務長から何を言われるのか気になって仕方なかったのはいうまでもありません。

事務長室のドアを開けるやいなや、「先生。実は患者さんから苦情が来ていまして、先生が話をよく聴いてくれないというものです」と事務的に伝えられます。これだけ身を粉にして働いているのに新参者に何がわかるんだと頭にきたDr. ペレス、「聴いていないわけないでしょ」「第一、患者に何がわかるっていうんですか」と反発せざるを得ませんでした。

事務長はちょっと引いて、少し遠慮がちに「もちろん先生が患者の言うことを聴いていないはずはないのはわかるのですが、患者さんの声を聴かないといけないご時世なものですから、よろしくお願いします」と慇懃無礼に頭を下げます。

釈然としない Dr. ペレス、足早に事務長室を去りながら「よろしくって、何をよろしくなんだ!?」と心の中でつぶやきます。

ちゃんと聴いているのに

事務長からであれ、医長からであれ、医師が患者からの苦情について伝えられることはアメリカでは珍しくありません。特に、連邦政府管掌の保険との関連で、CAHPS（Consumer Assessment of Healthcare Providers and Systems）と呼ばれるスキームに基づいて、外来受診後や退院後に、患者が受けたケアについて主観的に評価することが義務化されていることもあって、患者からのフィードバックには事欠きません。

患者エクスペリエンス調査票の「あなたの医師はあなたのことを注意深く聴いていましたか」という質問。ほとんどの患者からは好意的な評価が寄せられるものの、中には、注意深く聴いていなかったと感じている患者がいるのも事実です。患者から受けた評価のランキングによって、連邦政府管掌のメディケアをはじめとした保険からの支払い率が左右されることにもなっているため、ランキングが低い場合には事が深刻です。そういう事情もあって、事務長や医長が患者からの声に敏感なのです。

患者の言うことを注意深く聴かない医師はいないでしょう。だからこそ、「あの先生は話を聴いてくれない」と患者から苦情が寄せられると困惑するだけでなく憤りすら感じるのも当然のことです。

　患者による評価の動きが始まったころは、患者は素人だから医療の評価をする資格がないと言い切る医師も少なくありませんでした。ただ、その数はだんだんと減って今日にいたっています。これは、支払い率への影響による財政的な理由だけでなく、医師らが当初、条件反射的に感じた嫌悪感を乗り越えて、自問するようになったことによるものです。医師らが自らに問いかけたのは、「もしも担当医が話を聴いてくれていないと患者が感じたら、その患者にどんなことが起きるだろうか」という根本的な質問です。

　患者の心象風景を想像しながら「医師が話を聴いていないのであれば、話しても無駄だと諦め、実は医学的診断の上で重要なことも話してくれなくなるかもしれない」「医師に無視されていると感じたら、他の医師のところに行ってしまうかもしれない」「こちらの指示や勧めることに耳を貸さなくなるかもしれない」「結局のところ、医療のアウトカムに悪影響を与えることになって、ときには医療過誤にもつながりかねない」などなど、医師が本来、目ざしている最善の医療に反する結果に陥ってしまう可能性が大きいという結論に達したのです。

　そうして、患者の言うことを十分に聴いているにもかかわらず、患者がそれを感じていない状況を打破するには、ひとつの方法しかないと悟りました。自分たちの真摯な傾聴を、

どのような工夫を通して患者に感じとってもらえるようにするかを考えて実践することです。

患者が実感する傾聴

医師が問診するときに、痛みの種類や場所、きっかけやこれまでの経過など、患者が伝えたことを繰り返して再確認するのはよくあることです。「繰り返す、言い換える、まとめる（Repeat, Rephrase, Summarize）」ことで、患者から得た情報を再確認するのは普段の臨床の場でかなり定着しています。患者から正確な情報を得ることに役立つのはもちろんのこと、患者のほうからみると、医師がしっかりと聴いてくれた、理解してくれたと感じるのに大きな役割を果たしています。

チーフ・レジデントの役割を難なくこなし、将来が嘱望されている小児科医、Dr. ベイカーの診察室。今日は、くしゃみや鼻水など風邪の症状を呈する5歳の男の子が母親に連れられて来院しています。問診をするときに、症状について丁寧に復唱、再確認しているところは、ビデオに撮ってコミュニケーションのワークショップで使わせてもらいたいくらいです。

こんな Dr. ベイカーですが、復唱をためらってしまった場面があります。

Dr. ベイカーが電子カルテに問診事項を記録しているところで、母親が「週末にお友だちの誕生日パーティが控えているので、抗生剤をお願いします」と切り出したのです。レストランでメニューから注文するかのように、遠慮のかけらも

ありません。

　（ああ、まただ……）

　Dr. ベイカーは、一気に気が重くなりました。「風邪はウイルス性の……抗生剤は効かない……」の決まり文句を何度繰り返せばこのお母さんはわかってくれるだろうか、というよりも、諦めてくれるだろうかと、何やら憤りや嫌悪、脱力感、絶望などが少しずつ入り混じって、自分でもきちんと整理することのできない感情が、頭と心の間を何度も行き来しています。

　それでも平静を装いながら、受け応えともいえない「ああ」という曖昧な音を発し、とりあえず聴診器を手にして聴診を始めました。診察を終え、抗生剤のことについて蒸し返さないでほしいと心の中で祈りながら、いつもよりも心なし早口で、いつもよりも専門用語を少しだけ多く織り交ぜて、対症療法薬を処方する旨の説明を終え、「それでは、数日中に症状がよくならなかったら……」とそそくさとまとめようとしたところで、「で、抗生剤は？」と案の定、母親が尋ねます。特に横柄な態度ではないのですが、注文品を確認するかのように。希望どおりではありませんが、予想どおりでした。

　Dr. ベイカーは、医師になりたてのころは、このような状況に憤りを感じて、正義感を盾に「だから、先ほども説明したとおり、抗生剤は効かないんです」と患者と押し問答を繰り返したこともありました。患者から「あの先生は患者の言うことを聴かない」という苦情が出たこともあり、それにはさすがに閉口しました。患者の言うことを聴かないのではなく、患者の無理な注文には応じないだけなのです。

第 2 章　苦情を言われるなんて心外！　　　　47

　医師の仕事は、店員やウェイターのように患者から注文を
とることでないのはもちろんのことです。ただ、自分は聴い
ているにもかかわらず、しっかりと聴いていないのではない
かと患者にいぶかられてしまうといい気はしませんし、患者
だってうれしいはずはありません。
　残念ながら、どんな手立てを打っても、無理な注文を押し
通す患者がいるのは事実です。そのような場合にアメリカの
医師がどのように対応しているかについては後に回すことに
しますが、ここでは、少なくとも患
者が無視されたと思い込まないよう
な方法について、アメリカの医師が
実践している工夫のひとつを見てみ
ます。目新しい発案ではありません。普段から使っている
「繰り返す、言い換える、まとめる」というベストプラクティ
スをこのような状況にも使ってみようとする試みです。
　ただ、「抗生剤を処方してほしいんですね」と言ってしま
うと、それが了承や同意として取られてしまうことにならな
いかが心配です。「先生はさっき抗生剤を出してくれるとおっ
しゃったじゃないですか」と言われるような状況に陥った
ら、もっとたいへんなことになってしまうからです。
　そこで、「抗生剤がほしいんですね」の後に必ず「抗生剤
が実際に効くかどうかについて、念頭におきながら、しっか
りと診察していきますね」と続けます。こうすることで、患
者の要望についてしっかりと聴いたことだけでなく、患者が
提案した要望を診察する上で重要な要素としてとらえている
とも伝えるのです。このように根回しをしておくことで、も

少なくとも患者が無視
されたと思い込まない
ような方法

しも抗生剤が不適用であるという結果になった場合でも、患者が納得する確率を少しでも上げることを目ざした工夫です。患者からの要望を軽視したり無視するのではなく、このように、包み隠さず、患者と自分の間に公然と広げた上で、一緒に取り組んでいきましょうというニュアンスを明確にすると功を奏するというのです。

座ることのチカラ

　あるアメリカ中西部の大学病院で行われた研究です。医師が座ることが、患者にどのような影響を与えるかを問うもので、実際の医療現場で行われたものです。脊髄手術のポストオペ・コンサルテーションを行う場面が使われました。参加したすべての患者は、ある一人の脳外科医が担当した患者です。この脳外科医が病室に出向く際、病室に入るところで研究者がサイコロを転がし、そのつど、脳外科医がコンサルを椅子に座って行うか、立ったまま行うかをランダムに決めました。ちなみにこの医師は、椅子に座るかどうかについて特に思い入れがあったわけではないとのことです。医師が病室に入るところでストップウォッチをスタートし、出てくるまでの時間を測りました。さらに、脳外科医が去ったところで、研究者はベッドサイドに赴き、一人ひとりの患者に、前もって設定しておいた質問項目を使って、医師とのやりとりについて感想を聞き取りました。

　まず、最初に、実際に医師がベッドサイドでコンサルに費やした時間については、グループ間で有意な差は見られませ

んでした。これは、座るとついゆっくりとしてしまい、余計な時間がかかるんじゃないかと不安を感じている医師には朗報です。実労働時間が増えないということですから。

　ここで面白いのは、座るか座らないかが、患者の主観的な時間感覚に影響を与えていたということ。客観的に測定された時間に差はなかったにもかかわらず、医師が座ってコンサルを行った群の患者は、医師が立ったままでコンサルを行った群の患者よりも、医師が病室で過ごした時間を長く感じていたというのです。もちろん長く感じられることがそれだけでポジティブなことではありません。面白くない話は長ければ長いほど苦痛になってしまうことだってありますから。

　ただ、患者からの生の声を分析してみると、医師が座ったグループの患者のほうがポジティブな感想を述べた割合が多かったということです。「時間を惜しまずに落ち着いて丁寧に話してくれたのでよくわかったし、質問にも答えてもらえた」など、医師冥利に尽きる声が多く聞こえてきたのです。その反対に、医師が立ったままでコンサルを行った患者からは、ポジティブな感想が少なかっただけでなく、「質問する時間もなかった」などネガティブな印象も出てきたということです。

医師冥利に尽きる声

　この実験結果を院内カンファレンスでシェアすると、実労働時間を増やさずに、患者の主観的評価はともかくも、実際の理解度も上がるかもしれないということであれば、今日から座ってみようかなという気持ちが湧いてくる医師も少なくありません。

とはいっても、狭い病室で椅子には患者の私物が置いてあって座るのが難しいことが多いのも事実です。患者のものを勝手に動かすのも失礼にあたるし、だからといって、患者自身に動かしてもらおうとするとかなり時間がかかってしまいます。

　患者のベッドに「ちょっといいですか」と断って座る医師もいます。特にコミュニティに根ざした地域型の病院で多く見かけられるような気がします。ただ、感染コントロールの観点から、患者のベッドに座ることに抵抗感をもつだけでなく、真っ向から反対する医師も少なくありません。

　そこで試みられているのが、ベッドサイドで医師がポータブルな椅子を使ってみるというもの。この椅子は、アメリカでは高齢者が出かけるときに重宝しているもので、普段は杖として使えるし、広げると簡易な椅子になってどこであっても座ってひと休みすることができます。病室という限られた空間で使うのに、片手で簡単に持ち運びでき、あまり場所をとらないところから導入されました。

　導入にあたって、回診のときに医師がこの杖椅子をもって病室から病室へと回ればよいのではないかという案もありましたが、これはそれこそ感染コントロール上、問題だということで、それぞれの病室の入り口の内側の壁に杖椅子をかけておき、その部屋内だけで使うということでおさまりました。病室に入るなり医師はこの杖椅子を手にとってベッドサイドに向かい、去るときにはまたもとのところにかけて出ていくというプロトコルです。

　「医師が座る」といういたってシンプルな行為ですが、そ

こには莫大なチカラが潜んで
いることに疑いはなさそうで
す。単に、医師に「座るよう
に」と意識喚起するメールを
流すだけでなく、医師が座りやすいような環境を作るように
組織として取り組んでいるところに、アメリカの医療従事者
の意気込みを感じます。

先生はコンピュータばかり見ていて……

　電子カルテを使わせたら、Dr. フランクリンの右に出る者
はいません。勤務するメディカルセンターでは、電子カル
テ・コンサルタントという正式な役割を担い、新しい機能が
導入されたら、同僚のために資料を作ったり、ワークショッ
プを開いたりします。診察室に出向いて個別に上手な使い方
を指南することもあります。

　そんな Dr. フランクリンですが、最近、気になっているこ
とがあります。「先生はコンピュータばかり見ていて、話を
聴いてくれないんです」という患者からの苦情です。医長が、
こっそりと遠慮がちに知らせてくれました。

　Dr. フランクリンは、電子カルテを導入することが医療の
質を改善すると深く信じています。データの蓄積やその共有
など、電子カルテがもつ潜在的な貢献の可能性を確信してい
るからです。ただ、それが医師と患者の間の関係に悪影響を
与えてしまうようでは元も子もないので、悩んでいるのです。

　ある日、病院長の依頼で、電子カルテをうまく使えないか

実践コラム 1「聴」

　アメリカの医療者の間で「聴」という漢字が知られているのをご存知でしょうか。アメリカの医療者を対象にしたコミュニケーションのワークショップや講義などでよく提示されるものです。講師やファシリテーターにこの字が書けるというわけではありませんが、「聴」くときに重要な要素を説明するのに使われるのです。耳だけできくのではなく、目でもきき、心でもきかなければならないと説きます。象形文字の利点を生かし、耳と目、心の部分をカラダの部分のイラストで置き換えることで視覚的に訴えるため、英語圏の医療者の間でも人気のトピックになっています。

　『星の王子さま』の中で小さなキツネの言葉にサン・テグジュペリが託したメッセージに

　心で見なくちゃ、ものごとはよく見えないってことさ。
　かんじんなことは、目に見えないんだよ。

というものがあります。聴くだけでなく、見るときにも、全身で向き合っていくことが大切なのだということを噛み締めさせる言葉です。

　漢字の違いがもつ面白さに惹かれる医師の中には、もう一歩踏み込んで、「聞」くことについて、耳が門構えの中にあることから、何らかのフィルターを通して濾過されて入ってきた声しかきいていないことに気づくことが大切だと説く人もいるくらいです。

なり高齢の医師、Dr. ミラーのところに派遣されました。Dr. ミラーは医師助手（Physician Assistant）を雇って診察室に同伴させ、電子カルテの操作をいっさい任せているとのこと。患者の数も多く病院の経営にも大きく貢献しているので、例外的に認められているのですが、将来的には電子カルテを自分で使えるようになってほしいというのが、病院長の本音のようです。

　これまでに他の医師から、「電子カルテが邪魔だ」「診療の妨げになってしまう」と苦情を聞いたことのある Dr. フランクリン、患者から評判のよい Dr. ミラーが実際にどのように助手を使っているのか興味津々です。まずは、実際の診療場面を観察してみることが何よりと、Dr. ミラーの診察室を訪れます。

　患者と向き合って座っている Dr. ミラー。紙のカルテを手にしていないところを除いては、一昔前の診療風景を彷彿とさせます。ひとつ違うのは、Dr. ミラーの背後に、コンピュータの画面を凝視し、キーボードとマウスをせかせかと忙しく使っている助手の姿。電子カルテの利用が得意なことで抜擢されてきたこの助手、Dr. ミラーが求める情報は即座に見つけますし、所見やオーダーの記入も素早く、患者とのやりとりを邪魔するようなことはいっさいありません。

　この助手の姿はもちろん患者の視野にも入っています。患者にとって、助手というこの第三者の存在がどのように感じられているんだろうか、違和感はないんだろうかと勘ぐりながら、診療の行方を注意深く観察し続けます。

　Dr. ミラーと患者のやりとりはスムーズで、お互いにしっ

かりと向き合っているのがひしひしと感じられます。第三者としての電子カルテ・助手が、医師と患者の間に割り込んでいないのです。もしかすると、すべての医師に電子カルテ操作のために一人ずつ助手をつけることも悪くないなと思いながら診察室を後にした Dr. フランクリンでした。

とはいっても、政府や民間の保険からの支払いが締め付けられている今日、医師助手の給料にかかる経費などを考慮すると、あまり現実的ではありません。そこで、医師が自身で電子カルテを利用する場合でも、どうにか医師と患者が直接向かい合えるような関係を可能にできないだろうかと思案し始めたのです。

Dr. ミラー自身は電子カルテにいっさい触れないにもかかわらず、医師助手が電子カルテに入力していることに変わりはありません。電子カルテは診察室内に存在していますし、その存在は患者にも明らかです。ただ、注目したのは、Dr. ミラーが電子カルテに記入すべきことを医師助手に「口頭で」指示していることです。その指示は、すべて患者にも聞こえています。Dr. ミラーは、検査結果や前回の患者の訴えなどを「〇〇はどんな結果だったか見てくれるかな」と助手に尋ねています。これも「口頭で」確認しているので、患者にも聞こえています。Dr. フランクリンは、もしかすると、この透明性が患者に安心感を与えているのではないかという仮説を立てます。

Dr. フランクリンはさっそく、自らの診察室でその仮説を

検証してみました。電子カルテ上で行っていること、電子カルテから得た情報について、声に出して患者に伝えるようにしてみたのです。「この前の検査の結果をここで見てみますね」「CT検査の結果がここにあがってきているはずなので探してみますね」「脳神経外科の○○先生から所見が届いているので読みますね。ちょっと時間をください」「血液検査のオーダーをいれますね」「今オーダーを出しているお薬は、一日3回食後に飲んでくださいね。1カ月分出しておきます」と、これまでは自分の頭の中だけで電子カルテと対話していたものを、患者に対して言葉にして伝えるようにしたのです。ときには、コンピュータの画面を患者に向けて、ヘモグロビンA1cの動向など検査結果についても一緒に見てもらうようにしました。コンピュータには大切な役割があることを患者にもしっかりと実感してもらうためです。このような工夫をすることで、「コンピュータばかり見ていて」と責められるどころか、「コンピュータをしっかりと見てくれて」と患者からの褒め言葉も出てきそうです。よい手応えを感じたDr. フランクリンは、今では、このやり方をその後の電子カルテに関するワークショップや個別のコンサルティングでも同僚に強く勧めています。

　さて、電子カルテで何をしているかを言語化することで患者との間で透明性を確立し、患者の電子カルテに対する嫌悪感を取り除いたとしても、第二のハードル——医師が自分の話を聴いてくれていないと患者が感じること——が待ち構えています。この患者の誤解（？）の根源は、医師に対して患者自身を投影していることに由来しています。

心に留めておかなければならないのは、医師はずば抜けてマルチタスクに長けているということです。電子カルテを扱いながらでも、きちんと患者の話は聴いていられるのです。ただ、患者はそうは思いません。居間でスマホをいじっているときに、家族から何度話しかけられても気づかなかったり、気づいたとしても何を言われたのかいっさいわからないことを普段から繰り返している患者にしてみれば、医師のマルチタスクのスキルは想定外なのです。自分の能力や限界を医師に投影して、医師が電子カルテを使っているときには自分の話を聴いていないに違いないと決めつけてしまいます。

患者にしてみれば、医師のマルチタスクのスキルは想定外

単なる能力の投影の問題だけでなく、もっと微妙な心の動きが絡んでくる場合もあります。例えば、院内のケースカンファレンスで自分が発表しているときのこと。同僚がスマホを見始めると、おそらく病棟からの連絡だろう、仕方ないなと思いつつも、もしかしたら自分の話がつまらないのかなと勘繰ってしまうことだってあります。患者が受診理由を患者なりに一生懸命に説明しているところで、医師が電子カルテにふと目をやると、さすがに医師がまったく関係のないSNSをチェックしているのではないかと疑うことはないものの、自分の訴えが重要でないと思われているのではないかと感じて、口をつぐんでしまうのです。「コンピュータばかり見ていて話を聴いてくれない」という被害的な印象が患者の心に刻み込まれてしまいます。それを避けるために、患者が受診理由を説明する最初の数分間は少なくとも電子カルテ

第2章　苦情を言われるなんて心外！　　57

に目を向けずに、患者と正面から向き合うようにと勧める医師もいます。

　ちなみに、アメリカの昔ながらの医師の診察室では、机を挟んで医師と患者が対面して座ります。そこに電子カルテが導入されると、必然的にその画面が医師のほうに向いて、患者は画面の裏側を見ることになってしまいます。これでは、電子カルテが患者にとって未知のもの、隠されたものになってしまうという懸念から、最近の診察室のレイアウトでは、電子カルテの画面が置いてあるテーブルの角を挟んで医師と患者が90度の斜めに座れるようになっています。心理カウンセリングでもよく使われている座り方です。こうすることで、画面がある程度、患者の視界にも入るようになったのです。医師と電子カルテの対話に患者を招待する工夫です。

患者の言うことを聴いているだけでは不十分？

　アメリカで広く実施されている患者エクスペリエンス調査の医師のコミュニケーションに関する項目には、「医師はあなたの言うことを注意深く聴いていましたか」と尋ねる質問があります。日本語らしくするために「あなたの「言う」ことを」と意訳してみましたが、厳密に言うと、もとの英語では、注意深く聴いていたかどうかの対象は「あなた（you）」です。「あなたを聴く」という、おそらく日本語を学び始めたばかりの外国人しか使わないような表現ですが、どこか深

い真実をついているような気がしないでもありません。医師が、あなたという人のすべてをしっかりと受け止めていたかどうかが、もしかすると患者エクスペリエンスに重大な役割を果たすのではないかという疑問が湧いてきます。

　もちろん英語でも「あなたが言うことを」というニュアンスを読み取ることはできます。ですから、これまでは医師が患者から聴いたことを復唱したりまとめて返すような工夫をして、患者の「発言」を注意深く聴いていることがうまく患者に伝わるように努力してきたわけです。

感情に名前をつける

　病床で患者にルーティンの処置を施している研修医のDr. テイラー。そこに、Dr. ブラウンがゆったりとした足取りで入ってきます。彼女は、院内で患者エクスペリエンス・スコアで右に出る者はいないと評判のホスピタリスト（病棟専門医）です。どうやら隣のベッドの患者に検査結果を伝えにきたようです。Dr. ブラウンの患者エクスペリエンスの高得点の秘訣は何だろうか、患者とどのように向き合っているんだろうかと好奇心をくすぐられたDr. テイラー、手当てのスピードを少しだけ緩めて、Dr. ブラウンと患者とのやりとりに耳を傾けてみることにしました。

　検査結果は深刻で、今後の治療方針も極めて限られている様子。患者が聞きたくないニュースを知らせなければならないときの難しさ、つらさを日ごろから痛感しているDr. テイラーは、もっと身を乗り出しました。

驚いたことに、そんな状況であるにもかかわらず、患者の肩からふっと緊張が解けていく瞬間を目撃しました。そこには患者の安堵感とも感じられるものがあって、Dr. テイラーは自分の目を疑います。

Dr. ブラウンがかけたある言葉がきっかけでした。その言葉は、深刻な検査結果を隠そうとするものでも、治療方針について非現実的に楽観的に述べたものでもありません。患者の顔を見ながら、ゆっくりと真摯に状況を説明した後には長い沈黙がありました。Dr. テイラーが自分だったらこんなに長い沈黙は耐えられないと思い始めてからかなり経った後で、Dr. ブラウンは物静かな声でこの言葉をベッドサイドにそっと差し出したのです。

「腹立たしく感じていらっしゃる……」

尋ねるようでもなく、押しつけるようでもない、淡々とした声です。その頂点を知るすべもなくどんどん高まっていた患者の緊張が、この言葉をきっかけにすっと解けたかのようでした。患者は深く息をついて「どうしてこんなことになったのか、腹立たしいのもそうですが、これからどうなってしまうんだろうと不安がいっぱいで」と打ち明けます。Dr. テイラーは、そこではじめて患者の素顔を見たような気がしました。

「腹立たしい」という言葉は患者が発したものではありません。Dr. ブラウンは、患者が歯を食いしばって眉間にしわを寄せて黙っているところから察して、患者がもしかしたら経験しているかもしれない気持ち、心境について、言葉にしてみたのです。この工夫は「感情に名前をつけること」と呼

ばれ、医療コミュニケーションで重宝されていることです。

ところで、ヘレン・ケラーが物には名前があるんだということを理解したときに外界とのつながりが一気に開かれたと感じた話は有名です。物やこと、さらには感情に名前があることを理解したことで、自分を取り巻く世界とうまくかかわっていくことに関して飛躍的に大進歩をとげたということです。実は、医療現場でも、感情に名前をつけることには大きな意義があるのです。

生物医学的に洗練された今日の医療では、医療現場で医師と患者の間で交わされるやりとりのトピックは、身体的なことに限られがちです。この暗黙の了解は、医師側だけでなく患者側にも受け入れられている気配です。不安やフラストレーション、心配、憤りなどの感情について話すのは医療現場ではタブーだととらえられてしまっているのかもしれません。

そんな中で、Dr. ブラウンのほうから「気持ち」のことが

名前までついてしっかりと言語化された

持ち出されたのです。名前までついてしっかりと言語化されたことで、気持ちが存在することそのものが明確に認められ、さらには、その気持ちについてお話ししましょうという誘いを受けたわけです。自分がどう感じているかは病気と関係ないことだからと考えて、医療現場で医師に伝えることなどとんでもないと躊躇していた患者は、心の中にわだかまっていたものを声に出してもいいのだと安堵したに違いありません。

医療現場で「感情に名前をつけること」の役割は、ほかにもあります。ショックなニュースを聞いたときだけに限らず、

心のモヤモヤをそのままモヤモヤな混沌として経験している
患者も少なくありません。そんな場合に、モヤモヤを言葉と
いう「かたち」にするように支援すると、患者自身が立ち止
まって、少し離れたところから眺めることができるようにな
るということです。自分の感じていることが、その「かたち」
にフィットするかどうかという軸から始まり、フィットしな
いのであれば、どこがフィットしないのか、視点を変えなが
ら考えてみる機会が提供されるのです。感情を客観的に見つ
めることを可能にしたこの機会によって、Dr. ブラウンの患
者は「腹立たしい」という「かたち」に加えて、「不安」と
いうもうひとつの「かたち」も見えてきたわけです。

　このような洞察を深めるといった観点からの利点もさるこ
とながら、感情を言語化することによって強い感情が抑制さ
れる可能性のあることが、生理的指標を使った実験的な研究
で示唆されています。カリフォルニア大学ロサンゼルス校で
行われ、磁気共鳴機能画像法（fMRI）を使って人間の恐怖心
や攻撃性を司る脳の部位である扁桃体の活動レベルを測った
ものです。さまざまな感情を示す表情の写真を見せた上で、
「感情名づけ」群の参加者には感情の名前が写真の下に示さ
れます。それに対して、コントロール群では、写真の下にハ
リーとかナンシーといった名前が示されます。結果は、「感
情名づけ」群では、コントロール群に比べて、扁桃体の活動
の活性化が抑制されていたというのです。この研究では当事
者自身の感情を取り扱ったわけではありませんので、もっと
研究が必要とされるところでしょう。

　感情に名前をつけることが洞察につながったり、感情の高

まりを抑制する効果があるとはいっても、医師のほうから患者の感情に名前をつけるなんて傲慢じゃないか、万が一、間違っていたら失礼になるかもしれないし、怒りを買ってしまうかもしれない、もしかしたら、間違った感情を刷り込んでしまうことだってあるんじゃないかという批判的な疑問が投げかけられることも少なくありません。もっともな疑問で、その可能性は完全に否定できないと考えているのは Dr. ブラウンだけではないでしょう。決めつけた言い方をしたり、反論の余地を与えないように高圧的な言い方をしてしまうと、患者が自身の気持ちを整理する手助けにならないばかりか、かえってかたくなにさせてしまって気持ちに目を向けることを拒絶するような結果に陥る可能性だってあるからです。

　例えば、感情に名前をつけるときに、英語で "must" を使って「（心配しているに）違いない」「（不安な）はずだ」といった表現をすることがあります。これは、こちらの共感をしっかりと患者に伝えようと意図したものなので、思いやりを声音や表情で示すことが大切です。もしもきつい口調で言ってしまうと「あなたは心配すべきところなのに（心配していない！）」といった押しつけ的なニュアンスになってしまうからです。そんな懸念を避けようと、"must" を使わずに、"seems" や "looks to me" を使って「（心配）そうですね」とか、「（不安）そうに見えます」などの表現を好む医師もいます。

気持ちや感情に関するボキャブラリーを医療者自身が増やす

　このように名前をつけるときの言い方に工夫をこらすことも重要ですが、そのほかに役立つのは、気持ちや感情に関するボキャブラリーを医

療者自身が増やすことです。あくまでもこちらの勝手な推察
ではあるものの、こちらの感情のボキャブラリーが多ければ
多いほど、患者の感情をより近い（だろう）ニュアンスを込
めて表すことができるからです。医師を対象にしたコミュニ
ケーションのワークショップで、感情表現の単語のリストが
配られることもあるくらいです。感情の単語リストでは味気
ないと感じる人には、小説を読むことも勧められます。心理
描写に長けた小説を読んで繊細な感情表現に触れることで、
自然と感情のボキャブラリーが広がっていくからです。息抜
きにもなるので一石二鳥といったところでしょうか。

　感情について患者自身に名前をつけてもらうこともももちろ
ん可能ですし、そのほうがよい場合も多くあるでしょう。
「今、どんな心境でいらっしゃるか、お話しいただけますか」
とか「どんなことが頭の中をめぐっているか、聴かせてくだ
さい」などの尋ね方をすると、気持ちも含めた全人としての
患者と向き合いたいと医療者が思っていることを伝えるのに
役立ちます。

聴くことは訊くことから

　カリフォルニア州サンディエゴを拠点にする医療機関シャ
ープ・ヘルスケア（Sharp HealthCare）では、コミュニケーシ
ョンに関する行動指針が医師に推奨されています。「ノック
する、座る、訊く（尋ねる）」というものです。患者とやりと
りをするときには、いつも忘れずにこの３つの行動を実行す
るように心がけようというのです。医師－患者間のコミュニ

ケーションで重要なエッセンスがうまく抽出されて３つの具体的行動にぎっしりと凝縮されています。実際、この行動指針の導入後に、患者による医師のコミュニケーションの評価が著しく向上したという報告もあるくらいです。

　ノックするのは、礼儀正しく敬意を払って接することを象徴する具体行動、座るのは十分な傾聴を体で示す具体行動であることは想像に難くありませんが、「訊く」行動指針にどのようなエッセンスが凝縮されているのかについてはもう少し説明が必要でしょう。

　ノックをして挨拶を交わし、椅子に腰を下ろしたところで、さっさと検査結果の説明や処置を始めてしまうのではなく、その前に「今、一番気になっていることは何ですか」と訊くようにしようというものです。外来では主訴を訊くことがプロトコルになっていますが、入院中の治療は医療者側が主導で進んでいき患者はつねに受け身になりがちなので、まずは患者に訊いてみようというリマインダーが有効なのです。

　ちなみに、主訴は英語でチーフ・コンプレイント（chief complaint）です。コンプレイントの動詞は、コンプレイン（complain）で「文句を言う」というニュアンスの言葉であることから、ときとして、患者中心の医療を目ざす状況で問題になることがあります。レジデント医がスーパーバイザー医に患者の主訴について報告するときに、悪気はないものの「患者は何々について文句を言っています」と言い間違えてしまうのです。そこで、チーフ・コンプレイントではなくチーフ・コンサー

「患者は何々について文句を言っています」と言い間違え

ン（concern; 懸念や関心）という言葉を使おうという動きもあるくらいです。

　患者が気がかりなこと、患者が関心をもっていることを理解して、それを縦糸にするのだといいます。縦糸をしっかりと意識しつつ、伝えなければならない他の情報を横糸として紡ぎながら説明していくと、患者の頭と心にスッとおさまりやすくなるというのです。

　このような効用だけでも十分なくらいですが、「訊く」ことは、特に入院中の患者とのやりとりで、もうひとつの役割を果たします。

　急性胆嚢炎で、生まれて初めて入院したマーガレット。慣れない病院で、昨晩はようやく寝ついたと思っていた矢先に隣のベッドに新しい患者が運ばれてきました。夜勤の看護師ができるだけ静かにしようとしているのは痛いほどわかるのですが、それでもやはり気になって眠れなくなりました。朝方になってようやくうつらうつらしているところに、昨日から首を長くして待っていた主治医の Dr. ヤングが予告もなく現れます。検査結果の説明を受け始めますが、なにせ自分でも本当に起きているかどうかも定かでなく、うなずくことくらいしかできません。Dr. ヤングが病室を去ってしばらくして、そういえば……と昨晩から尋ねたいと思っていた質問を思い出し、コールボタンに手を伸ばしました。

　患者にはこのようなことがよくあります。特に入院中はそうです。外来受診のときには、伝えたいことや聞きたいことなど、ある程度、心の準備をしてから向かうのですが、入院中は 24 時間ずっと気を張っているわけにもいきません。入

院しなければならないほど体調が悪いのに加え、慣れないベッドや物音、早朝からの採血などで、ゆっくりと休むことは患者にとっては至難の技です。終日、うつらうつらと過ごすことになります。

医師の多くは、患者が眠っているときは、他の患者を先に診たりして、睡眠の邪魔をしないようにできるだけ努力しますが、スケジュールが詰まっているときには無理なこともあります。そんなときに、患者が目を開けるやいなや前置きもなく説明を始めると、患者はマーガレットのようにボーッと受け身のままで終わってしまい、本当にコミュニケーションがとれたのかどうか疑問です。

そこで、患者にありがちな受け身のマインドセットからもっと能動的なものへの移行を「訊くこと」で促してはどうかという提案です。「おはようございます。調子はいかがですか」と始め、次に「まずは、今一番気にかかっていることや、絶対に質問したいことについて聞かせていただけますか」と訊くことが勧められているのです。訊くことが、寝起きの頭から能動的な頭に転換するようにナッジする（背中を押す）役割を果たします。もちろん、ここでせかしてはいけません。朝起きてコーヒーを飲むまでの自分を考えてみると、患者だって頭のギアをドライブに切り替えるのには時間がかかることは痛いほど想像できます。そう思えば、訊いた後に患者からの反応を待つじれったさも、大目にみることができそうです。

患者だって頭のギアをドライブに切り替えるのには時間がかかる

訊くことは、患者が話したいことを導き出すこと。それに

よって患者は医師がよく聴いてくれていると感じるのです。
訊くことと聴くことが日本語だと同じ音で示されるのは、ま
ったくの偶然ではなく、何か深遠な意味がありそうだとつい
考えをめぐらせてしまいます。

実践コラム ② 患者をさえぎってはいけないという呪縛

　コミュニケーションで何が大切かと聞くとアメリカの医師の多くが第一に挙げるのは「決して患者をさえぎってはいけない」ということです。「とはいっても難しいですが」と、ただし書きがつく場合がほとんどですが。患者が要領を得ない説明をしていると、話し終わるのを待たずによかれと思って助け舟を出したり、ついつい口出ししてしまうからです。

　「さえぎってはいけない」というメッセージは、さえぎることが患者に好印象を与えないという患者エクスペリエンスがらみの理由、さらには、もしかすると鑑別診断に大切な情報を患者が話す機会を奪ってしまう結果に陥りかねないという臨床上深刻な理由で紹介されます。ただ、同じ理由で紹介されるコミュニケーションの工夫は他にもたくさんあります。どうしてこの「患者をさえぎってはいけない」というメッセージだけがこれほどくっきりと医師の頭に刷り込まれているのか不思議なところです。

　その背景には、患者が受診理由を説明し始めてからどのくらいたつと医師が割り込んでそれをさえぎるかについての一連の研究がありそうです。その皮切りになった 1984 年の研究では、平均 18 秒間で患者の話がさえぎられるという結果が報告されています。1999 年には、その平均時間が 23 秒まで延びています。医師の忍耐力が強くなったのか、先の研究結果を受け止めたコミュニケーションのトレーニングが功を奏しているのか、その理由は定かではありませんが、患者が自分の言葉で症状や心配事を説明できる時間が延びてきたのはよいことかもしれません。それでも、医師に割り込まれずに患者が受診理由を話し切れたのは 28% に過ぎなかった

といいます。このように客観的に数量化された研究結果が、科学的な方法論を重んじる医師には特別なインパクトを与え、「決して患者をさえぎってはいけない」が人気を得るようになったのではないかと推察されます。

ただ、何かをするなと言われると、身動きがとれなくなります。患者が本題から離れた話を延々としている場合にも、「決して患者をさえぎってはいけない」という呪縛にとらわれて、焦りと無力感でいっぱいになってしまうのです。

そこで、なぜさえぎってはいけないのかという本来の理由に戻り、患者にスムーズに効率よく症状や心配事を話してもらえるように促すために「何ができるか」ということを考えることが大切です。失礼なかたちでさえぎるのではなく、患者が話していることに敬意を払いながら本題に戻すための工夫を考える必要がありそうです。

例えば、糖尿病患者が「この前、クルーズに出かけたんです。クルーズにいらっしゃったことがありますか？ なんでも食べ放題だし、いろいろなショーもあって……船はすごく大きくて端から端まで歩くとかなりの距離で……」と世間話を延々と続けていて、受診理由からそれたところで話が膨らんでしまっているような状況では、「食べ放題だし」という本題と少しでも関連しそうな発言をきっかけに「食べ放題だと、血糖値をコントロールするのは難しいですよね。血糖値はどうでしたか」と少し無理やりかもしれませんが、本題に引き戻すのです。「歩くとかなりの距離で」という発言にすかさず、クルーズ中の運動について尋ねることもできます。

「決してさえぎってはいけない」のではなく「敬意を忘れずに、スムーズに本題に戻るように患者を導く」ことが重要なのだととらえ直すことによって、これまでの呪縛が解かれ、元気づけられる医師も少なくありません。

> すべて理解しているわけで
> も、全面的に納得している
> わけでなくても、うなずく
> のです

第**3**章

わかっているんだか、
いないんだか

うなずいているんだけれど

　日本人がよくうなずくのはアメリカ人の間でも知られています。日本人は、話をしていて相手がまったくうなずいてくれないと、聞いていないんじゃないかとか、何か気に入らないことがあるんじゃないかと感じてしまいます。それで感情を害してしまうことだってあります。

　このあたりのところを察知し、相手を傷つけないようにするのは日本人の得意なところではないでしょうか。これは患者でも同じです。医師が一生懸命に診断や治療方針について説明しているときに、わからないからといって困惑した顔をしたり、納得がいかないからといってそれを顔に出すことはあまりありません。うなずくのです。

　すべて理解しているからというわけではありません。全面的に納得しているわけでもありません。でもうなずくのです。これでは、本当に理解しているのかどうか、本当に同意しているのかどうか、知るすべもありません。

　さすがにアメリカ人患者は日本人のようにうなずくことはありませんが、本当に理解していない場合でもイエスと言うことは少なくありません。そこで、理解しているかどうかを確かめるのに、アメリカの医学部で定番となっているのが、ティーチバック法というアプローチです。患者に説明したことを、その場で患者に自分の言葉で繰り返してもらうといういたって単純なものです。これによって、受けた説明を患者が実際に理解、もっと厳密に言うならば、再生できるかどう

かを試すわけです。

　この方法は確かに患者の理解の度合いを確かめるのには有効です。ただ、患者側の立場に立ってみるとどうでしょう。患者はテストをされていると感じてしまい、正しい答えを出せなかったらどうしようと萎縮してしまいます。前もって予告もされていない抜き打ちテストを受けたいなんて人は、誰もいません。特に病気で気が滅入っているときにはそうでしょう。それでも、医療者として患者が本当に理解しているかどうかを知りたいのはやまやまです。そこで、この患者にかかるプレッシャーを少しでも軽減しようという工夫が医療現場で考案されてきました。内科医で研修医教育主任をつとめる Dr. フィッシャーは「私の説明から○○さんが理解されたことについて、お話しいただけますか？」と尋ねると不必要なプレッシャーがかかってしまうので、その代わりに「私がうまく説明できたかどうか確認したいので、私がご説明した治療方針についてお話しいただけますか？」と尋ねると言います。患者の理解能力を問うのではなく、医療者自身の説明スキルについて自ら確認したいというスタンスを明確に伝えるのです。不慣れで未知の病気と対峙しながら、ただでさえ不安に苛まれている患者の緊張を少しは和らげることができるのではないでしょうか。思いやりのこもったティーチバック法です。

　「今日お話しした治療方針について、家に帰ってから（大切な人、例えば）奥様にどのようにご説明されますか？」といった感じで、患者にとって実用的、具体的な状況設定をして、

そこで不可欠なことであるというニュアンスを含めてティーチバック法を使うこともあります。これも理解度をテストされているという不安感を和らげてもらうためです。

ほかにも「今日は、たくさんいろいろなお話をしたので、全部はっきりと理解することは難しいと思います」と前置きする工夫があります。難しくてすべてが理解できていないのが当たり前だという大前提を共有する試み（ノーマライゼーション）です。「これまでに○○さんと同じような状況の患者さんたちから、いろいろな質問をいただきました」「みなさん、たくさん知りたいことがあるんですよ」といったノーマライゼーションの方法で、患者が尋ねたい気持ちをあたたかく積極的に招待するやり方も提唱されています。

何か質問？　どんな質問？

「何か質問はありますか？」「何かわからないことはありませんか？」と尋ねたことはありませんか？　どんな答えが返ってきたか思い出してみてください。ほとんどの場合「いいえ」だったのではないでしょうか。

患者が理解していないのであればそれを率直に伝えてほしい、わからないことがあるならば遠慮せずに質問してほしいと医療者は心から願っています。生活習慣の見直しに限らず、処方どおりの服薬や検査受診など、患者に頑張ってもらわなければならないことが多く、患者がしっかりと理解しない限り、効果的な治療につながっていかないからです。

理解していないにもかかわらず、「何か質問はあります

第3章　わかっているんだか、いないんだか　　75

か？」という質問に対して、「いいえ」と答える傾向は日本だけでなくアメリカでも同じです。「はい」と言ってしまうと、わからないことがあると認めたことになります。せっかく先生が説明してくれたのに自分はわからなかったと、不必要に自責の念や羞恥心につながってしまう可能性があります。また、わからないことを恥じていない場合でも、「はい」と答えた後には、具体的に質問しなければならない状況に直面します。何を尋ねようかと思案するには、患者が自分の中で何についてわかっていて、何についてわかっていないかを自主的に選り分けなければなりません。それにはそれなりのエネルギーが必要なのです。それだったら「いいえ」と言っておいたほうが患者にとっては楽なのです。

　患者に余分なプレッシャーをかけたいということではありませんが、患者が本当に理解しているかどうかを確認することは必要です。

　そこでアメリカの医療現場で実践されているのが「どんな質問がありますか？（What questions do you have?）」という尋ね方です。「何か質問はありますか？（Any questions?）」と言われたときと「どんな質問がありますか？」と言われたときをイメージしてみてください。どんな違いを感じますか？

　「何か質問はありますか？」が「いいえ」を引き出しがちなのはその理由についても含めて考えてきました。それに対し「どんな質問がありますか？」は、質問があるのが当然だという雰囲気を醸し出しています。質問があるのが当然だ

質問があるのが当然だという前提のもとにそれが「どんな質問」かを尋ねて

という前提のもとにそれが「どんな質問」かを尋ねているわけです。そこで、患者はホッと一息して、緊張したり焦ったりせずに振り返ることができるようになります。余計なプレッシャーをかけないだけでなく、実際に何がわからないかを聞き出すことができるため、患者にとっても医療者にとっても、一石二鳥です。

ほかにも「何でも質問してくださいね」とか「どんな質問でも構いません」とか「間違った質問なんてありませんから」とか「どんどん質問してくださいね」みたいな表現を取り入れると、患者の肩の力が抜けるのを目の当たりにすることができます。

講義やワークショップなど診察室の外でも使えます。時間が押しているときに仕方なく「何か質問はありますか？」と端折ってまとめることはあるかもしれませんが、本当に学生や参加者から質問を受けたい場合には「どんな質問がありますか？」と切り出してみるのも手かもしれません。

後で読みます!?

医師は、患者に理解してもらいたくて、手を替え品を替えいろいろなことを試みます。そのひとつは、書いたものを渡すことです。電子カルテの発展にともなって、患者教育用のプリントアウトなどが、その患者の状況にあったかたちでその場で印刷することができるようになってきました。これは、覚え書としての機能を果たす上で重宝されています。また、これは誰も明言しませんが、診療時間の削減への期待からも

好評です。口頭での説明を普段より短くしたり、ときには省いたりして「これに書いてありますから、後でゆっくり読んでくださいね」と言うことはありませんか。

　ただ、この動きについて警鐘を鳴らしている医師たちもアメリカでは少なくありません。アメリカ人の間で非識字率や機能的非識字率の高さが問題視されているからです。アメリカの成人の21％が機能的非識字を経験しているという調査結果が、アメリカ教育省の全米教育統計センター（NCES）によって示されています。アメリカの成人の5人に1人が、文字自体を読むことはできても、文章の意味や内容を理解できないでいるということになります。チャットなどの簡単な文章は理解できても、専門用語を含むような医学的情報について、いくら患者用に書かれていたとしても、理解するのが困難だということです。患者のリテラシーが限られていることに起因する医療過誤や非効率的な医療がもたらす損失などは莫大な量に及びます。このような事態を受け、アメリカ医師会もヘルス・リテラシーに関して公式の提言を出しているくらいです。

　非識字の困難を抱える人には強い羞恥心がつきものです。少し昔になりますが、ベルンハルト・シュリンク（Bernhard Schlink）の小説『朗読者』をもとに2008年に映画化された『愛を読むひと』（“The Reader”）という映画がありました。主人公ハンナは、ナチスで元看守であったという過去と文盲であるという秘密を抱えています。文盲という言葉は差別的な意味をもつことから使いたくありませんが、映画の題材を時代考証的にみる上でしっくりくるように感じます。文盲であ

ると認めれば罪に問われるのを免れることができたにもかかわらず、彼女自身は沈黙を通して刑務所に送られることになります。恥をさらすくらいだったら刑務所に送られるほうがマシだという決断を下したのです。

　書類や資料を手渡したときに、患者が「読むのは苦手です」などと自己報告してくれることはまずありません。読むことが苦手な患者を見つけるのはたやすいことではありません。例えば、治療方針などを書いて患者に渡すと「メガネを忘れたのでうちに帰ってから読みます」と言ってそそくさと書類をしまってしまう患者がいます。もしかすると文字が読めない人がその偏見から逃れるために一生懸命に編み出してきた常套手段であるかもしれないからです。

　患者に「文字、読めますか?」なんて尋ねるのはもちろんご法度ですし、自己申告もほぼありえませんので、アメリカの医療現場では非識字者を特定することは不可能であると言っても言い過ぎではありません。

　そこで推奨されるのが普遍的な予防策（Universal Precautions）です。患者のすべてが文字が読めないかもしれないことを前提にして、最善策を練っていこうというものです。アメリカ医師会とアメリカ国立衛生研究所（NIH）は、患者が読む書類や資料は小学6年生以下でも読解できるレベルの言葉を使うように提言しています。イラストやシンボルを使って図でうまく示すことも役立ちますが、おそらく一番大切なのは、患者と一緒になって資料に目を通していくことでしょう。私たちは何度も見

患者のすべてが文字が読めないかもしれないことを前提に

たことのある資料ですが、患者にとってはこれがはじめてなのです。

　口頭で説明しながら「ここには○○という検査について、その検査の前に○○と○○をすることと書かれています。その次に、ここには……」と順に指をさすことで、情報の位置と内容を結びつけます。さらに、特に注目してもらいたいところを手書きで囲ったり、色ペンや蛍光ペンを使ってハイライトしたりすると、資料に対して親しみを覚えるようになり、初めて目にする文章への抵抗感が和らぎます。そうして、そこに書き留められている情報が実際に活用される可能性が高まるのです。

　日本では、字が読めない人なんて会ったこともないし、この問題は日本の医療現場には存在しないと感じている人がいるかもしれません。会ったことがないのは当然のことです。彼らは一生懸命に隠れているからです。ちなみに、日本は識字率が高いと考えている人たちが多くいますが、実のところ、識字率調査が正式に行われたのは1948年が最後だと言います。アメリカの医療者が直面しているような非識字に起因する課題は日本ではありえないとは言い切れませんので、普遍的な予防策の観点を忘れないように、時間の節約になるからといって口頭で説明することを安易に書類で置き換えることには注意したいものです。

　もっというと、このような努力は、非識字者という限定的な一部の人のためだけに役立っているわけではありません。同じ人間でも、状況によって読解力が大きく上下します。普段は高い読解力をもっている人でも、深刻な診断や予後を伝

えられた直後には、心の動揺から頭が回転せずに読解力が損なわれていることは想像に難くありません。そんなときに、この普遍的な予防策が強力な助っ人として登場するわけです。

余韻のチカラ

　アメリカでは、患者を医療の舞台裏に招く試みがなされています。これまでは、安全やクオリティ改善は医療者の間で議論されるものでしたが、そこに患者にも参加してもらおうというのです。ケアを受ける側の経験が豊富な患者（とその家族）に、医療者とは異なる視点から、現場の課題や改善策についてアドバイスやフィードバックを提供してもらうのです。「患者・家族アドバイザー委員会」などの名前がつけられていて、医療機関のカンファレンス・ルームなどで定期的に会議が開かれます。医療機関全体に対する委員会もありますし、各診療科や病棟に特化した委員会の場合もあります。

　標準化された質問項目と選択肢が前もって設定されていて、患者の声をある程度文脈から切り離して数値化しようとする患者エクスペリエンス調査票とは違い、委員会では患者の生の声を詳しく聞くことができます。患者のストーリーに耳を傾けることができるのです。

　患者アドバイザーのローズは、3年ほど前に診てもらっていた医師の言葉に今でも勇気づけられていると話し始めます。「禁煙にまた失敗してしまいました」としぶしぶ告白したところ、Dr. デイビスは「よかったですね！」と能天気に応えたそうです。聞き間違えられたのかと思って「いや、失敗し

たんですけど……」と申し訳なさそうに繰り返したところ、Dr. デイビスは「よかったですよ。うまくいかないやり方がまたひとつわかったということですから」と真顔で言い切ったというのです。

「失敗＝よいことである」というそれまで考えてみたこともなかったような公式を提供してくれた医師の声が今でもローズの心に残っていて、何かうまくいかなかったときにもう一度トライしてみようという勇気の糧になるのです──医師がそこにいるわけでもないのに。

医師が診察室やベッドサイドで患者と接している時間は限られています。どんなにすばらしい鑑別診断に基づいてどんなにすばらしい治療方針を立てても、患者が無意識で横たわっている場合を除いては、患者本人がその方針に従って、追加の検査を受け、処方どおりに服薬し、生活習慣の改善を日ごろから遂行しなければ、よい治療成績は期待できません。だからといって、医師が患者に四六時中付き添っていちいち指示することは不可能です。そこで大切なのは、心に余韻を残すような言葉を患者に贈ることだと言われます。

心の中で響き続ける言葉というと、叡智に富んだ重みや深みのある特別な言葉を想像してしまいがちですが、もっとプリミティブな感覚が余韻として心の糧になる場合だってあります。患者を見送るときに、電子カルテを忙しく操作しながら横目で「それでは次回に」と言うのではなく、いったん電子カルテの手を休めてストレートなまなざしで患者と向き合

った上で「今日は雨の中がんばって来ていただいてありがとうございました」「今日はお会いできて嬉しかったです」「今度お会いするのを楽しみにしていますね」と言ったら、患者は、来院してよかった、再診しようという気持ちも高まります。それだけではありません。この先生に勧められたことは、日常生活でいろいろな誘惑があっても、しっかりと続けていこうと思うのではないでしょうか。

「新しいお薬を出しておきますね」だけで終えずに「次回お会いしたときに、今回、新しく加えてみたこの薬が効いているかどうか詳しく聞かせてくださいね」と付け加えてみる

余韻が処方どおりの服薬を促す

という工夫もあります。医師が聞かせてほしいと言った余韻が処方どおりの服薬を促すかもしれません。患者の使命感とまではいかないにしても、患者のエンゲージメントが高まることが期待できるのです。「もっと運動してくださいね」に加えて「どんな運動をしたかを今度、具体的に聞かせてくださいね」と言うと、「具体的に聞かせて」ほしいというキーワードが心に刻まれます。患者がくじけそうになっても、もうちょっと頑張ってみようというエネルギーにつながることが期待できるのです。

患者だけに限らず私たちの心の中には競合する声がいろいろと存在しています。交流分析という心理学理論では、親・大人・子どもの自我状態が心の中に共存していて、状況によってどこが活性化し、声高になるかで行動や経験が左右されると言われています。ディズニーのアニメ映画『インサイド・ヘッド』にも競合する声の存在が視覚的にコミカルに描

第3章　わかっているんだか、いないんだか　　　83

かれています。女の子の頭の中で、喜びや悲しみ、怒りなど
の感情をそれぞれ代表する擬人化されたキャラクターが言い
争いながら、女の子が遭遇する経験を解釈したり、意思決定
を図っていくというストーリーです。

　そのようにさまざまな声が乱立する森の中に、患者を応援
する声が見つけられるようにしたいというのが医師の願いで
はないでしょうか。Dr. デイビスは、「医師の仕事はガーデ
ナー（造園家）のようなもので、種
まきをしたり、まだかぼそい芽に水
やりをして枯らさないようにするこ
とだ」と言います。自分には寄り添って励ましてくれる人が
いるという声、弱いところも含めて自分のことを受け止めて
くれる人がいるという声、たとえ小さな成功であってもそれ
を一緒に喜んでくれる人がいるという声、パートナーとして
一緒に頑張ってくれる人がいるという声などを、しっかりと
植えつけていくのです——余韻の響く言葉や所作を通して。

うさぎ穴に落ちないように

　アメリカの研修医は「うさぎ穴に落ちないように」と指導
医から注意されることがよくあります。「うさぎ穴に落ちる」
(down the rabbit-hole) という英語の表現は、1865年にルイス・
キャロルが出版した『不思議の国のアリス』の第1章のタ
イトルに登場し、それ以来、広く使われるようになったもの
です。赤の女王の家来で「遅刻だ、遅刻だ」を連発するうさ
ぎを追って穴に落ちてしまった後、アリスは奇妙な出来事に

次々に遭遇するというお話。最近では、ひとつのことに気を
とられてしまうと、本来の目的から逸れて、そこからなかな
か抜け出せなくなるといった意味合いで使われるようになっ
たものです。

　ある研修医の診察風景。患者が喉の痛みを訴えると、さっ
そく喉の痛みに関する鑑別診断のプロトコルを起動して一連
の質問をして必要な検査をオーダーし治療方針を説明します。
そこで終わればよいのですが、患者は「実は腰も痛くて」と
続けます。仕方なく今度は、腰痛に関する鑑別診断のプロト
コルを起動します。ようやくそれも終わり、患者を診察室か
ら送り出したい気持ちでいっぱいのところで、「実は胸のあ
たりが締め付けられるような感じが」と患者から恐怖の一言
が投げかけられてしまいました。

　このような状況を避けるために、「うさぎ穴に落ちないよ
うに」という警告を受けるのです。もちろん「うさぎ穴に落
ちずに」まずは、診察の全体像をつかむことが大切だと言う
のは簡単なのですが、実際にどのような工夫が必要かという
ところが肝心です。

　「今日はどうされました？」という質問に対して患者が気
になることについて「喉が痛いんです。風邪でもひいたかな
と思って……職場でも風邪が流行っているようだし。昨日の
電車の中で隣に立っていた人がこちらを向いてくしゃみをし
たんです。マスクもしてなくて、風邪をひいているのにマス
クもかけずに電車に乗るなんて信じられません……」と、と
りとめもなく詳しい話を説明し始めたときには、「後で詳し
いことについて聞かせていただきますが、まずは今、気にな

第 3 章　わかっているんだか、いないんだか　　85

っていることのヘッドライン――新聞や雑誌の見出しみたいなもの――を挙げていただけますか」と尋ねます。そうして、親指（アメリカ人は親指から 1 と数え始めます）を立てて、「1 つ目は喉が痛いということですね。ほかには？」と尋ねます。患者が「腰も痛くて」と言ったら、すかさず「1 つ目は喉が痛いということ、2 つ目は腰が痛いということ」と人差し指を立て、「ほかには？」と尋ね続け、患者が「それだけです。ほかにはありません」と言うところまで続けます。ときによっては、両手を使わなければならないこともあります。ちなみに、主訴だけでなく、患者が抱えている質問や懸念についても、ヘッドラインのすべてを数えるのに同じような方法を使っている医師もいます。

　ただでさえ診療にかける時間が限られている中で、「ほかには？」と言うことには勇気がいります。ただ、すでに目一杯の時間を使って患者の訴える問題を一つひとつ取り扱った後で、唐突に、胸の圧迫感など、絶対に避けて通れないようなサプライズに出くわすよりはマシです。かえって診療の効率化につながると信じている医師も少なくありません。

　ただ、効率化に向けた期待だけでこの工夫をしているわけではありません。「ほかには？」と尋ねることと「数える」ことがもたらす相乗効果はもっと幅広く、患者のエクスペリエンスにも影響を与えます。ヘッドラインと「他には？」というキーワードに導かれて、患者が「他にはもうない」と自ら言い切れるところに到達すると、通常の診療場面でよくあ

りがちな「まだ聴いてもらいたいことがあるのに」という不全感は払拭されます。医師に十分聴いてもらえたと実感できるようになるのです。さらには、患者の訴えや懸念が聴覚的にも視覚的にも数えられて整理整頓されることで、患者に安心感をもたらすのではないかという期待も添えられています。

　患者の理解度を上げてアドヒアランスを高めようというもっとプラクティカルな目的のために、指を折りながら「数える」工夫をしている医師もいます。「1つ目はこの追加の検査を受けにいくこと、2つ目はこの薬を服用すること、3つ目は云々」といった具合です。医師とともに患者が自分の指を折りながら説明を聴いている様子を見かけると、この工夫にはかなり見込みがありそうな気がしてきます。

" Get curious, not furious
（憤らずに、好奇心をもとう）

第**4**章

寄り添いたくても

寄り添っていたつもりが

　アメリカの医師が患者や家族に「よいニュースではないんです……　I'm sorry」と言うことがあります。深刻な診断や予後、手術で予想していなかった転移が見つかったことなど、患者が聞きたくないだろうことを伝えるときです。

　ある日、ステージ4の肺がんが見つかった患者にDr. ヘルナンデスがベッドサイドで診断を説明したときに、自然に出てきた言葉が"I'm sorry"でした。その後、頭が真っ白になった（に違いない）患者がこの衝撃的な知らせを少しずつでも噛み砕いていけるように静かに見守っていました。そのときです。患者が言葉を絞り出しました。

　「いいんです。先生のせいじゃありませんから」

　Dr. ヘルナンデスはギョッとしたと言います。彼女は、患者中心のケアをつねに心がけていて、機会を見つけては医学生にコミュニケーションの仕方を指導している優秀なホスピタリストです。「患者にうまく寄り添っていたと思っていたのに、実は自分は患者に寄りかかってしまっていたんだと痛感した瞬間でした」と打ち明けます。"I'm sorry"という言葉は、さぞかしつらいだろうなという思いから「お気の毒です」とか「残念です」という意味合いで使ったつもりでした。深刻な知らせを受け取ったばかりの患者を支えるために、精一杯に寄り添おうとしていたのです。

　ただ、ここでやっかいなのはsorryという言葉が、Dr. ヘルナンデスが意図した意味のほかに「ごめんなさい」「すみ

ません」などの謝罪の意味にも使われるということです。この患者の返答から察するところ、患者は医師が謝っていると感じてしまったのでしょう。どうして医師が謝っていると患者が思っているかは定かではありません。医療過誤がかすかにでも疑われるような状況を除いては、医師が何らかの非を認めているから謝っているんだととらえていることはほとんどないでしょう。

　ただ、ここで Dr. ヘルナンデスがギョッとした理由は、sorry という言葉を曖昧に使ってしまったことで、患者が医師に対して気をつかわなければならないような状況をつくってしまったからです。本来なら、この状況では、患者が絶望感や不安、疑いや怒りが渦巻いている心と闘いながら、真っ白になった頭の中でなんとかこの知らせのもつ意味を見つけていこうとしているところです。自分のことを考えるだけでも精一杯で、他人のことなど考えている余裕なんてひとかけらもありませんし、そんな必要もありません。それなのに患者は「いいんです。先生のせいじゃありませんから」と医師のことを思いやったのです。思いやらざるを得なかったのです。「患者に寄り添うべき医師である自分が、患者に寄り添ってもらっていました」と反省します。そうして、医学生に真剣なまなざしで、患者に余計な心配をかけないように心がけましょうと諭します。

　「じゃあ具体的にどういうふうに言って寄り添うんですか。そんな状況ではやっぱり寄り添いたいと思うんですが」と医

学生のスティーブが尋ねます。概念的な理解で妥協しないアメリカ人らしい質問です。Dr. ヘルナンデスは、これが完璧だとは思っていませんがと前置きをして「"I wish I had better news（もっとよいニュースを伝えられたらよいのだけれども）"という言い方を使っています」と。

　実は、この表現は、医学誌でも何度か取り上げられたことがあります。学校英語で出てきた仮定法過去という文法用語を思い出す表現です。"I wish I could fly（僕が飛べたらいいんだけれど）"のように、実際は叶わないことなんだけれども、そうあってほしいという自分の願望を示すときに便利な表現です。

　よいニュースがない状態だという事実を明確に伝えるものの、メッセージの送り手から受け手に対する無味乾燥な情報伝達ではありません。医師がサイエンティストとしての立場をちょっとだけ離れて、人と人との関係の中で、純粋な願望をシェアすることで、患者に寄り添うのです。誰も望むことのない状況ではあるけれども、あなたと一緒にそこにいますという一体感が伝わるのではないでしょうか。

純粋な願望をシェアすることで、患者に寄り添う

　Dr. ヘルナンデスは、I wish 表現がスティーブと他の医学生のメンタルノートに書き留められた感触をしっかりとつかんだところで、「sorry という言葉の意味が曖昧だというだけでなく、実はもっと根本的な問題があるんです」ともうひとつの視点を指摘します。そもそも sorry は、医師の感情であって、患者の感情ではない。や

そもそも sorry は、医師の感情であって、患者の感情ではない

はりこのような場面で大切にされなければならないのは、間違いなく患者の感情だろうというのが彼女の結論です。Dr. ヘルナンデスの試行錯誤、いや試行改善の道はこれからも続きます。

先生にわかるわけないでしょ

　医師は患者に寄り添いたい気持ちでいっぱいです。その人の命を守り、今経験している痛みや苦悩を和らげることはもとより、将来の傷病のリスクも避けるように支援したいと日々、躍起になっているのですから、当然のことです。ただ、やっかいなのは、たとえ寄り添いの基盤となる共感を感じていても、それがうまく患者に伝わっていないことです。「よくわかります」の罠はそのひとつです。

　Dr. ホールは、診察中にびっくりすることがあったと語りはじめます。医師を対象にしたワークショップでグループディスカッションをしていたときのことです。ヘモグロビンA1c のコントロールがうまくできていない糖尿病患者を診察していたところ、突然、「先生にわかるわけないでしょ」とまくしたてられたというのです。シングルマザーで３人の子どもを育てている患者でした。食事のとり方に注意したり、もっと運動しようと思っても、子どもの世話をすることで手一杯だとこぼしたところで、Dr. ホールが「よくわかります」と寄り添おうとしたそのときでした。「先生にわかるわけないでしょ！」と患者が声を荒らげたのです。まったく予想に反していたもので理解に苦しんだ Dr. ホールは、電子カルテ

に視線を移して、話題を変えてその場を凌いだと言います。

しばしの沈黙ののち、少し遠慮がちに Dr. クレイマーが自分も同じような経験をしたことがあると言ったところ、「私も」「僕も」と他のメンバーも手をあげました。自分だけじゃないとホッとした Dr. ホールですが、「患者とよりよい関係をつくるためのコミュニケーションの工夫」を探索するワークショップです。「よくわかります」の何が患者の反発を買ったのか、何かよい代替策はないかについてメンバーと議論を始めました。

Dr. クレイマーは、あの苦い経験をしてからは、「よくわかります」をできるだけ避けるようにしていると言います。他のメンバーの一人が、もしも Dr. ホールのような状況に出会ったら、具体的にどのようにアプローチするのかを尋ねたところ、少しためらいながらも「「子どもの世話がたいへんなんですね」とか「たくさんのプライオリティをジャグリングしているんですね」とかでしょうか。基本的には患者が言ったことをそのまま繰り返したり、ちょっと端折った表現で返したりしていると思います。「よくわかります」という表現だと、何がわかったのか、その内容が患者に伝わりにくいんじゃないかと思うんです。だから、何がわかったのかについて具体的に言うほうがいいのかなと思って……」と。

「よくわかります」は確かに便利で話を聴いているときについ口をついて出るのですが、こちらと患者との間に温度差があるときには気をつけて使うことが必要だと言われています。Dr. ホールは「あのとき、患者は自分の意思だけでは思ったようにいかないことでかなり思い詰めていたんだと思う。

その悲痛な訴えの温度がかなり高かったにもかかわらずそれに十分な注意を払わずに、オートパイロットで普段のように「よくわかります」と言ってしまったことが問題だったのかもしれない、おそらく「でも、子どものためにも自己管理を頑張らないと」なんて説教じみたことが「よくわかります」のすぐ後に出てくるような予感がしていたのかもしれない。実のところその予感はまったく外れていなかったし……」と振り返ります。日々の悪戦苦闘を、単語2つ（I understand）でそう簡単に片付けてほしくないという患者の内なる声が「わかるわけないでしょ」に表れたのかもしれません。

　医師が5人も集まって議論すると、コミュニケーションの具体的な工夫がいくつも出てくるものです。何がわかったのかを具体的に伝えよう、温度差に気をつけようというほかにも、もしも「よくわかります」と言うときには、まずはオートパイロットモードから離れて、本当に患者の訴えがわかったかどうか、感じられたかどうかを自問してはどうかといった心構えの工夫や、患者の訴えを聞いた後に即座に反射的に言うのではなく一呼吸おいて相手の目を見ながら言ってはどうかといった行動面の工夫など、「よくわかります」の罠に陥らないためのアイデアがたくさんシェアされました。

共感の限界

　マリアは一般内科外来で5年ほど受付係を担当したのち、

同じメディカルセンターのがん専門外来に1カ月ほど前に異動してきました。ある日の午後、病院のカフェテリアで、彼女はがん専門医の Dr. ワグナーと一緒にコーヒーを飲んでいます。日ごろからチーム医療を心がける Dr. ワグナーは、新しく移動してきたマリアをあたたかく迎え入れようとコーヒーに誘ったのです。

マリアは今の仕事場をとても気に入っていると満面の笑顔。Dr. ワグナーはチームに加わってくれたことに感謝と喜びを伝えました。マリアはこう続けます。前の職場とは比べものにならないのだと。Dr. ワグナーは何が違うんだろうと興味をそそられ、身を乗り出して耳を傾けます。

マリアいわく、一般内科では、ただでさえ忙しいさなかに、大した病気でもないくせに患者が無理な注文をしてきたり、予約時間に遅れたくせにそれでもすぐに診察を受けさせろと言い張る人が多くて、寄り添いたくても共感できないことが多かったのだそうです。もっと本当に困っている人がいるのにどうしてあんなに自分勝手でいられるんだろうと非難がましい気持ちになって、ついついきつい口調になってしまうのだと言います。それに比べて、現在のがん専門外来では、本当に深刻な病気を抱えた患者が相手なので共感しやすいとのこと。「思いやりを本当に必要とする人たちなんです」と確信をもって訴えます。

マリアが仕事場を気に入ってくれていることに安堵するとともに、彼女の言わんとするところは察するものの、彼女の発言をきっかけに、共感するとは何か、寄り添うとは何か、

寄り添いたくても
共感できないこと
が多かった

思いやるとは何かというどこか哲学的な、でも極めて現場では切実な疑問が Dr. ワグナーの頭の中を駆けめぐり始めました。

　何らかの答えを、いや答えとまでは行かなくても何らかのヒントを求めて、Dr. ワグナーはしばし目を閉じて、さっそく彼の記憶のデータベースを検索し始めます。これまでに数え切れないくらい学会や専門医の継続研修に参加してきたし、メディカルセンターが提供するさまざまなトピックのワークショップにも関わってきました。特に最近は、患者の声に耳を傾けようとする「患者エクスペリエンス」という動きに関わるトピックも少なからず取り上げられているので、何か糸口になりそうなものくらいは見つかるだろうと期待を抱いて。

　まず最初に思い出したのは、患者エクスペリエンスの動きに力を入れているクリーブランドクリニックが作った『共感：人と人とのつながりを患者ケアに』（*Empathy: The Human Connection to Patient Care*）というタイトルのビデオです。2013 年に公開された後、患者エクスペリエンスのメッセージを明確に医療スタッフに伝えることができると評判がよく、新人研修や継続研修でもよく使われるものです。この５分あまりのビデオは医療現場で患者や医療者をカメラが追い、彼らが置かれたいろいろな状況を映像で描写し、それぞれの内なる声や心境をテロップで示すというものです。少し長くなりますが、全体を日本語にしてみました。

　車椅子に乗った高齢の男性患者が病院の制服を着たスタッ

フにエスコートされて医療機関の玄関を入ってくる。患者が
クローズアップされたところで、彼の心境がテロップで示さ
れます。

　　　〜この予約、ずっと嫌で嫌で仕方なかった……もしかし
　　　　たら先延ばしにしすぎたかもしれないと思うと怖くて
　　　　……〜

　院内の廊下でこの患者とすれ違うのは、うれしそうな表情
でコーヒーを片手に足並みの軽い中年の男性。この男性の心
境は

　　　〜妻の手術がうまくいった。家に帰って休もう〜

　次にカメラがとらえたのは、輸液ポンプをはじめいくつも
のチューブにつながれて、ソファに座り、微動だにせずぼん
やりと、でもしっかりと前を見つめている高齢の女性患者。
彼女が置かれる状況は

　　　〜第 29 日目：新しい心臓を待っている〜

　カフェテリアで、目頭を押さえうつむいている妻のところ
に男性がコーヒーを持ってきます。

　　　〜 19 歳の息子は生命維持装置につながれている〜

第 4 章　寄り添いたくても　　　　　99

　カメラが診察室を訪れると、高齢夫婦に医師が説明しているところ。患者は

　　〜まったくわからない……〜

　隣の診察室を覗いてみると、医師が身振り手振りをまじえながら患者に説明をしている様子。深刻な表情の女性患者は

　　〜あまりにもショックで、治療の選択肢について理解で
　　　きない〜

　待合室に出てきてみると、そこにはソファに座った中年の男性患者。腕時計で時間を確認してため息をつきます。

　　〜３時間待ち〜

　次の場面は病院の廊下です。そこでは、母と娘がセラピー犬を連れたスタッフに出会います。母のほうにカメラが向き

　　〜病気の末期を迎えた夫……〜

　次にカメラは、娘が犬の頭をなでているところをとらえます。

　　〜お父さんのお見舞いに来るのもこれが最後〜

犬を連れている女性スタッフはどことなくうれしそう。

〜結婚 25 周年！〜

カメラはエレベーターへ向かいます。事務系のスタッフらしき女性と高齢の男性が乗っているエレベーターに若い男性医師が乗り込みます。不安そうな表情の男性は

〜妻が脳卒中を起こした。どうやって面倒を見ていくのか心配だ〜

誰とも視線を合わせないようにしている女性は

〜最近、離婚した……〜

うれしさを隠しきれない表情の男性医師は

〜たった今、パパになることを知らされた〜

カメラは病棟に向かいます。病室の窓から外を眺めている男性患者。

〜娘が土曜日に結婚する……何としても結婚式には出るんだ〜

次は、病棟の廊下で理学療法士に支えられながらウォーカ

ーを使って歩いている若い男性患者。

　　〜この治療にかかるお金を払えるのかどうか不安だ〜

　そこにいろいろな工具を載せたカートを押して修繕係の男性が近寄り、理学療法士と軽く挨拶を交わします。修繕係の男性は

　　〜明日から数年ぶりの休暇だ〜

　次にカメラは、病床で酸素マスクをつけて眠っている男性患者を見つけます。

　　〜自宅から7000マイル（1万キロメートル以上）も離れている〜

　隣のベッドでは医療スタッフが3人がかりで患者のケアにあたっています。一人の女性看護師は

　　〜12時間シフトも終わりに近づいている〜

　今度は、廊下に男性医師がスマホをみながら出てきたところです。すれ違う同僚に軽く会釈をするなり、もう一度、スマホに目を戻し、うれしそうな笑顔。

　　〜がん陰性で7年間〜

NICU で保育器の外から両手を伸ばして小さな赤ちゃんの手にやさしく触れている女性。

〜今日こそはこの子を抱きたい〜

ストーリーはまだ続きます。待合室で診察用のガウンに着替えて待つ数人の女性患者たち。そのうちの一人は

〜マンモグラフィーで何かが見つかったらしい〜

次にカメラがとらえたのは、肩を寄せ合いながら会議室から出てきた高齢の母親と成人した娘です。

〜たった今、DNR（蘇生処置拒否）に署名してきた〜

事務系スタッフの女性が、満面の笑みで、車椅子に乗っている女の子の胸にシールを貼ってあげています。

〜自分もずっと子どもがほしかった〜

廊下では、男の子が父親の横からスキップをして駆け出しました。

〜耳の具合がよくなった。ようやく！ 〜

この男の子が追い抜いたのは、首をサポーターで固定して

第 4 章　寄り添いたくても　　　103

ウォーカーを使い一歩一歩、痛みに耐えながら歩いている中
年の男性患者。

　　〜半年前の交通事故。痛みはそのまま〜

　エスカレーターを見てみると、何人かの人が上ってくるの
が見えます。一人目の男性は

　　〜腫瘍は良性のものだった〜

　次に上ってくる険しい表情の男性は

　　〜腫瘍は悪性のものだった〜

　そこで、画面が暗くなり、質問が投げかけられます。

　相手の立場に立つことができたなら
　相手が聞いていることを自分も聞けたなら
　相手が見ているものを自分も見られたなら
　相手が感じていることを自分も感じられたなら
　　違った接し方をしますか？

　Dr. ワグナーはこのビデオをはじめて見たときのことを思
い出します。医師、看護師に加え、受付や清掃係のスタッフ
も交えて、チーフ・エクスペリエンス・オフィサーを招いて

患者エクスペリエンスについてワークショップを開いたとき
のことでした。セラピー犬や DNR のところで、自分自身も
胸が熱くなったのを覚えています。ビデオを見終わった後、
チーフ・エクスペリエンス・オフィサーは、張り詰めた沈黙
をすぐに破るようなことはしません。目頭を押さえている人
や息をするのを忘れてしまっていたことにようやく気づいた
かのように深く息をつく人など、普段の会議では経験しない
新鮮な光景でした。

　相手にはいろいろな事情があり、表面だけを見ていたので
は、その人が抱えている苦悩や痛み、ときには喜び、などは
わからない。だから、表面に出てきた行動をみるだけで勝手
に判断するのではなく、もっと深いところに同胞としての共
感の可能性を見出していきましょうということかと Dr. ワグ
ナーはこのビデオのメッセージをまとめます。

　たしかに、マリアが苦手な「大した病気でもないのに無理
な文句が多い」患者にももしかすると深い事情があるのかも
しれないのです。そういえばと Dr. ワグナーは、院内カン
ファレンスでのエピソードを思い出します。表面的な行動だけ
にとらわれて深い事情を無視してしま
った失敗経験です。院内カンファレン
スでは極めて大切なことを話し合って
いました。空気が張り詰めてかんかん
がくがくとしている最中に、若手の医
師がスマホに気を取られていて、上の空の様子。皮肉たっぷ
りに「このトピックが重要でないと感じている人もいるよう
ですが」と前置きをしてその若い医師に意見を求めました。

*表面的な行動だけに
とらわれて深い事情
を無視してしまった
失敗経験*

会議の後でその医師は Dr. ワグナーのところに駆け寄って「すみませんでした。子どもが学校で怪我をしたという連絡があって学校に向かった妻からの連絡が来るのを待っていたものですから。申し訳ありませんでした」と陳謝しました。恥ずかしくなり自分に対する情けなさすら感じて、もっと深く謝ったのは Dr. ワグナーのほうでした。「思いやり」を座右の銘にしているにもかかわらず、自分の軽率な行動で、相手に嫌な思いをさせてしまったと反省し今でも後悔しています。

　そんなことが二度とないように、Dr. ワグナーは、あるワークショップで耳にした言葉をつねに実践するように心がけています。"Get curious, not furious（憤らずに、好奇心をもとう）"という言葉です。「憤り（furious）」という単語が、会議中や診療中に経験するモヤモヤを的確に表現していることに加え、解決策としての「好奇心（curious）」という単語とうまく韻を踏んでいるため、とても言いやすいだけでなく、覚えやすいのです。医師の間ではとても評判で、ワークショップに参加したことのない医師たちにも広がっているくらいです。日本語でその雰囲気の全体を伝えるのは不可能なのですが、「憤りの炎を鎮め、好奇心の灯をともそう」といった感じでしょうか。

インターパシーという観点

　謙虚に好奇心をもって接することの重要性をハイライトするもうひとつの概念が、Dr. ワグナーの記憶のデータベース

に残っていました。インターパシーという概念です。これはエンパシー（共感）をもじった表現のように見えますが、牧師や神父、チャプレンなどの聖職者が行うカウンセリングなどで検討、実践される概念です。聖職者は宣教師として伝道目的で「未開」の地に足を踏み入れることがあります。そこでは、宗教観はもとより価値観や文化の文脈を共有していなくて、いわゆる共感に基づいた関係構築は難しいのだそうです。そんな状況に直面して、エンパシーではなくインターパシーというアプローチが提唱されるようになりました。AIに尋ねても、残念ながら日本語の定訳はないようで、共感や共情、相互理解などが類似概念として出てくるだけですので、現時点ではカタカナ書きのままにしておきますが、自分が相手と同じような経験をしたことがない場合、文化的、宗教的、人種民族的バックグラウンドがかけ離れているような場合に重宝するものです。インターパシーの観点では「○○と感じているのでしょうね」と共感もどきのようなものをむりやり見つけようとするのではなく、「どのように感じているのかをもっと聞かせてください」と相手の価値観や経験、心境のすべてについて、敬意を払い好奇心をもって謙虚に相手から教えてもらおうという姿勢が推奨されます。

　このインターパシーの考え方を取り入れると、実は少し気が楽になる人もいるのではないでしょうか。どんなに相手に共感しようとしても所詮、別々の人間なのでそれには限界もあることを前提にしているからです。だから仕方ないといって安心してしまって、共感の機会を見失わないようにしたいものですが、共感できない自分をむやみに責めるだけでは身

動きがとれなくなるのも事実です。
インターパシーは、もっと教えても
らおうという具体的な行動につなが
るポジティブなエネルギーを生み出
すことに意義がありそうだと Dr. ワグナーは考えています。

共感できない自分をむ
やみに責めるだけでは
身動きがとれなくなる

共感のダークな側面

　インターパシーにしろクリーブランドクリニックのビデオ
にしろ、相手の事情や価値観、感じ方、心境を知れば知るほ
ど、理解や共感に基づいて関係構築がしやすくなると説いて
いるようです。患者の事情を知ることが大切なんだという方
向性に収束して、共感や思いやりをめぐる Dr. ワグナーの旅
もそろそろ終わりに近づいたと思っていたある日のこと、ふ
と気になることが心に飛び込んできました。

　患者の事情をより深く知ることで、逆に、共感を感じにく
くなることはないだろうかという疑問です。がん患者には共
感しやすいんだとマリアが言っていました。おそらくマリア
は、たとえがん患者が予約時間に遅れたとしても、何か不測
の事態があったのだろうと寄り添って、何とか医師に診ても
らえるように努力するでしょう。

　はたして、と Dr. ワグナーは立ち止まります。もしも、末
期のがん患者が長年ヘビースモーカーだったことを知ったら、
知らなかったときと同じように共感をもてるだろうか。医師
だけでなく家族も何度も禁煙を勧めたけれども、それでも頑
固にタバコをやめなかったことを知ったらどうだろうか。も

しかすると、がんになるべくしてなった、自分の蒔いた種だと決めつけて、共感を感じるどころか、患者を責めてしまうような事態に陥ることはないだろうか。

　あまり気持ちのよくない考えが行手に立ちはだかったのです。正直なところ考えたくない可能性ですが、ありえないことはなさそうです。大人になってからしばらく会っていなかった友人が肺がんにかかったという知らせを聞くと、悲しみなのか痛みなのか、それともやるせなさなのか、ごちゃまぜになった感情で心がいっぱいになります。ただ次の瞬間には、彼はタバコを吸っていたんだろうかという問いが頭の中を横切ることも隠しきれません。今、彼がショックを受けていること、苦痛を感じていること、まだ幼い子どもを今後どうやって養っていくのか不安に感じていることに、まったくかわりはありません。それなのに、どうしてタバコを吸っていたかどうかが気にかかってしまうのだろう。そんな自分に嫌悪感を感じざるをえません。

被害者非難（Blaming the Victim）という傾向が問題に

　そういえば、ウェルネスの動きの中で、被害者非難（Blaming the Victim）という傾向が問題になってきていると聞いたことがあります。生活習慣がいろいろな病気の重大なリスクであることがわかってきて、予防の可能性をハイライトしたことには大きな意義があります。でも、不健康な生活は、すべて各人の責任だとして、蔑視したり懲罰の対象にしたりする傾向はウェルネスの動きを牽引してきたリーダーが望んでいたものではないだろうなと Dr. ワグナーは想像します。

もしかすると、ヘビースモーカーになったきっかけは、兵士として戦場に送られたときに受け取ったケアパッケージ（緊急支援物資）の中に見つけたタバコだったのかも。戦場でひとときでも恐怖や不安から解放されたいために吸い始めたのかも。いったん吸い始めたところ、覚醒剤と同じくらい依存度の高いともいわれるニコチンのため、喫煙がやめられなかったからかもしれない。自業自得だと言い切れるだろうか。

　ここまで考えてきたところで、Dr. ワグナーは妙な違和感だけでなく自己嫌悪感すら感じてしまいました。自分が探究していたのは「共感とは何か」という問いだったにもかかわらず、そこから離れてしまって「どんな人が共感に値するのか」という問いに答えを見出そうとしていることに。相手が自分の共感に値するかどうかの審判を下すなんて傲慢きわまりないと身震いしてしまいました。

共感だけに頼らずに

　患者との関係構築を共感だけに頼っていると、どうしても私たちの共感の器からこぼれ落ちてしまう患者が出てしまいそうです。共感は万能の切り札ではないということでしょうか。Dr. ワグナーは、このあたりの疑問を同僚の Dr. クーパーにぶつけてみました。以前のワークショップで彼が「患者との難しいやりとり」というタイトルでプレゼンをしていたことを思い出したからです。それに、Dr. クーパーは精神科医で、おそらく「正当だ」とは言い難い理由で職場復帰を必要以上に引き延ばしたい患者から無理な注文を頻繁に受けて

いて、共感を感じがたい状況に直面していることは想像に難くないからです。

Dr. ワグナーは、共感の実情や限界について深く考えるそもそものきっかけになった受付係のマリアとの会話からはじめます——もちろん名指しにするなど野暮なことはしませんが。上辺だけを見て決めつけずに、内に秘められた患者の心境を理解しようと心がけることの重要性、当事者である患者から教えてもらおうという謙虚な姿勢の役割など、これまでの道のりで出会ったキーポイントについて説明した後で、「ただ……、なんとなく道に迷ってしまったような気がするんだ、共感に値する患者、値しない患者という脇道にそれたあたりから」と告白します。

ようやく答えを見つけたと思った瞬間にもっと難しい質問が投げかけられるというパターンの Dr. ワグナーの話、息もつかずに耳を傾けていた Dr. クーパーにはあたかも自分が書いた日記を読み返しているかのように感じられます。酸欠になりかけた体と心に、思い出したかのように息を深く吸い込んでエネルギーを注入。ゆっくりと息を吐いて気を取り直したところで「とにもかくにも、悩みを打ち明けてくれて、本当にありがとう。正直なところ、この悩みを抱えているのは自分だけじゃないとわかってちょっと安心したよ」と Dr. ワグナーの肩に手を伸ばします。

「共感」っていうあくまでもソフトでポジティブな見かけの「モンスター」

「この「共感」っていうあくまでもソフトでポジティブな見かけの「モンスター」について、完璧な答えが出たとは今でも思っていないけ

れど……」とはじめ、「少しだけ前進するのに役立った」ことについて話しはじめました。

　まずは、共感とざっくりとまとめて語ることに無理があるのかもしれないと思うようになったとのこと。共感には、情動的共感と認知的共感とがあるという説があって、その違いを意識すると、共感をめぐる課題について整理しやすくなるのではないか。相手の感情をあたかも自分のものかのように感じとるのが情動的共感、それに対し、認知的共感は相手が感じている感情に気づくこと――自分のものとしてではなく、あくまでも相手のものとして。

　情動的共感によって、患者の苦しみやフラストレーション、ときには喜びをあたかも自分のことのように経験し、その経験を共有することで、患者との強い結びつきを感じることができるのはすばらしい。相手の立場に立って相手の痛みを感じるんだなんて言うと、表向きは聞こえがいい。ただ、痛みを抱える多くの患者を毎日のように診ている医師が、一人ひとりの患者の痛みを自分の痛みのように感じてしまっていては、心身ともに疲弊してしまう――いわゆる共感疲労といわれるもの。これではエネルギーが燃え尽きて、助けられる患者も助けられなくなってしまうことにもなりかねない。

　共感のレベルについて、医師が自己評定したものとその医師にシミュレーションで診てもらった「標準患者」が評価したものとが、必ずしも一致しないという研究もあるくらいで、残念ながら、共感が実は当事者の思い込みである場合だって

避けられない。気持ちとか心境とか極めて人間的なところに、感情的なバイアスが関わらないわけはなく、むしろ当たり前のことだろう。自分と似た社会的背景や価値観をもつ人への共感は、妥当である場合が多い（と信じたい）ものの、他の国で生まれ育った人はともあれ、同じ国で生まれても文化や宗教、経済状況、価値観も違う生活環境で育った患者に対しては、相手からのシグナルを見過ごしたり誤解してしまうことも避けられない。誤解はときに特定の集団に対する偏りを助長してしまって、差別や排他につながる可能性もあるとDr. クーパーは話します。

　Dr. ワグナーは、南アメリカから移民してゼロから始めた両親のもとに生まれ育ったマリアが、恵まれた環境におかれた一般内科患者が「些細な」ことで文句を言ったり、「特権意識」をもって甘えているととらえがちで、共感をもてずにある意味で嫌悪感を抱いてしまっているところは、まさにこの問題点を明確に示すモデルケースのようだと納得しました。

　そういえば……と以前に読んだ本のことを思い出します。共感を感じられないという悩みは、医療者にありがちだということが、"The Helper's Journey" という本に書かれていました。シリコンバレーにあるサンタクララ大学のデール・ラーソン（Dale Larson）という心理学の教授が書いたものです。医療者がまわりの人には言えずに心に秘めていることを丁寧に聞きとった調査結果をもとにした本で、自分だけがこんな問題を抱えているのではないかと悩んでいた医療者には救いの一冊でした。患者に対して共感できないことや、ときには、共感したくない患者すらいることを恥じて、周りに言えない

で悩んでいる人が他にもいることを知って、自分もちょっと
ホッとしたことを覚えています。今
になって考えると、深く内観するこ
ともなく安易に共感できていると感
じているよりも、本当に共感できて

> 深く内観することもなく安易に共感できていると感じているよりも

いるかどうかを疑うほうが真摯な態度の表れなのかもしれな
いという気がしはじめた Dr. ワグナーです。認知的共感とい
う側面については、自分もときどき使う「感情に名前をつけ
る」工夫や、患者の気持ちや心境について忍耐強く尋ねるこ
とは、認知的共感を高める努力の表れかなと頭の中に分類し
ました。

　共感についてなんとなく自分なりの整理がついてきたかな
と思っていたそんな矢先、Dr. クーパーが次の課題を投げか
けます。「ただね、共感そのものは必ずしも行動につながる
とは限らないから、共感だけをいたずらに探求し続けている
と堂々めぐりに陥ってしまうこともあるんだ」と。

　確かに、共感はあくまでもこちら側の心的状態を述べる概
念で、突き詰めて考えると、相手のことはほったらかしで、
「だから何？（So What?）」という疑問に行き当たってしまう。
またもうひとつの壁にぶつかってしまったとため息をつく
Dr. ワグナー、ふと、どこかで聞いたリーダーシップに関す
る言葉を思い出します。「よいリーダーはすべての答えをも
っている必要はない、的確な質問を投げかければよい」とい
うもの。確かに共感について問い続けているけれども行き詰
まっている、本当に診療に役立つための的確な質問は何だろ
うかと考え始めました。

そんな矢先、Dr. クーパーが「とりあえず共感はさておき、他の方向からの質問を考えてみてはどうだろうか……、どんな患者がよい医療を受ける権利があると思うかという質問はどうだろう」と投げかけてきました。Dr. ワグナーを悩ませ続けている「どんな患者が共感に値するか」という質問とどこか似ているものの、この質問にはまったくためらうことなく答えが出てきました。「もちろん、どんな患者もよい医療を受ける権利があると思う」と。「まったく同感だ。低水準のケアしか値しない患者なんていないからね」と Dr. クーパー。ここで問題になるのは「よい医療」とは何かということだよねと二人はディスカッションを始めます。

患者の権利とコンパッションという視点

　まずは、アメリカ医師会の倫理原則の最初の項目、「医師は、コンパッションと人間の尊厳および権利の尊重をもって、適切な医療を提供することに専念しなければならない」に注目。「共感をもって」ではなく「コンパッションをもって」となっているところが興味深い。コンパッションは（日本語にすると思いやりとか慈悲といったニュアンス）は、相手の苦しみに直面したときに生じる、その苦しみを和らげたいという気持ちで、自分の中だけに留まらないところが医療者にとっては役立ちそうな概念です。

　共感をもてるかもてないかは状況によって定かではないけれども、コンパッションをもつことは不可欠だと説いているよう。さらに「人間の尊厳や権利の尊重をもって」と説いて

いるところは、患者の権利について質問を投げかけてきます。よく考えてみると、患者が診断や治療方針についてどのようにとらえ、どのように感じるかは患者の権利だし、それについて疑問をもつのも患者の権利、特定の治療方針を希望するのだって患者の権利だ。医師は、患者の感情やとらえ方、嗜好性、患者が過去に行った決断やこれから行う決断が正しいかどうかの審判を下す裁判官の役割を果たす必要はないんだ、それぞれの患者のユニークな状況を認識して、医学的に可能な限りそれらを尊重していくこと、コンパッションをもってケアしていくべきだということのようだ。患者とどう向き合うかを考えるにあたって、共感できるかできないかではなく、「患者の権利」と「コンパッション」という観点を出発点にすることが役立ちそうだと心に留めたDr. ワグナーでした。

　Dr. ワグナーが、『共感に反して――理性的なコンパッションの提唱』（原題：*"Against Empathy: The Case for Rational Compassion"*／邦訳書『反共感論――社会はいかに判断を誤るか』［高橋洋訳］）というトロント大学で教鞭をとる心理学者のポール・ブルーム（Paul Bloom）が書いた本を手にしたのは数週間後のこと、そこには共感の限界に関することがわかりやすく整理されていました。共感に頼っていると感情に流されて、効果的な援助の仕方を見失ってしまったり、こちらが疲弊してしまったり、プロフェッショナルとして公正に患者に接することを忘れてしまったりする。だから、冷静になって理性的なコンパッションを発揮することが重要だと説いていて、

Dr. クーパーとの会話を裏付けてくれました。

　医療現場における共感の役割すべてを批判する気は毛頭ない Dr. ワグナーですが、どんなに認知的共感を試みても自然に共感できないような状況では、「患者の権利」と「コンパッション」という言葉（に象徴される考え方）が、こちらの気持ちを切り替えて真正面から患者と向き合っていくために、心のクッションとして役立ちそうな確信がもてました。

どうしても寄り添えないとき

　どんなに共感を示して患者の奥深いところに潜むニーズを理解しようとしても、どんなに医学的根拠に基づいてわかりやすいように説明を繰り返しても、どんなに自己診断にまつわるリスクを指摘しても、どんなに可能な限りの代替案を提案しても、無理な要求をかたくなに続ける患者。

　「先生がここにサインしてくれさえすればいいんです」

　「どうしてオピオイドを出し惜しみするんですか」

　あたかも、医師の個人的裁量ややる気（のなさ）が問題であるかのように責めたてられます。わざと患者に意地悪をしているかのような濡れ衣を着せられることだってあります。忍耐強さと冷静さが試される場面です。反射的に反発したくなったり、過剰な自己防衛に駆り立てられたり、罪悪感をおぼえてしまったりすることもあります。

　　見当違いの的として矛先を向けられた自分を守るには、盾が必要です。

見当違いの的として矛先を向けられた自分を守るには、盾が必要

どんな盾でもよいというわけではありません。どこまでもかたくなな患者への最終手段としてアメリカの医師が盾に使うのは、ヒポクラテスの誓いや、専門医学会や国の機関のガイドライン、病院の方針などです。患者の要求に同意しないのは、自分の気まぐれな思いつきや個人的な感情によるものではないことを、しっかりと患者に伝える必要があるからです。

「医師になるときにみんなが誓う「ヒポクラテスの誓い」というのがあって、「まず第一に、患者に害になることをしない」と私自身も誓ったので……」

「アメリカ小児科学会の抗生物質の使い方のガイドラインによると……」

「連邦政府の疾病対策予防センターが出しているオピオイドの処方に関するガイドラインがあって……」

「この病院の方針として……」

このような盾を構えた上で、「あなたの健康のために、○○をすることはできません」とか「あなたの安全のために……」とか「あなたの健康を守るのが私の仕事なので……」など、患者を第一に考えているところに着地点をもってきます。

ガイドラインに従って診療を行っていることなんて、特に医師本人にはわかりきっていることですが、自分自身で声に出して言うことで、あらためてそれを自覚するためのリマインダーになり、患者の要求に同意しないという難しい局面でも自信がもてるようになるといいます。

Noという最後通告を受けた患者はもちろんハッピーではありません。ただ、そんな状況でも、その後、関係が継続さ

れる可能性を残すような工夫をしている医師もいます。

　「今日は、同意することはできませんでしたが、お話しする機会ができたことに感謝します。ありがとうございました」と謝意を述べたり、「もっと知りたいと思ったり、他のことでお困りのことがある際には、いつでも来てくださいね。あなたの健康を守るために、私は全力を尽くしますから」と医師患者関係の基盤には今後も変わりのないことを強調して、患者のために診療室のドアを開けたままにしておきます。同意しなくても、寄り添い続ける努力です。

第 4 章　寄り添いたくても　　119

実践コラム ③　　やり直しボタンの勧め

　なんとなく患者や家族との関係がぎこちなくなってしまったり、会話が思ってもみなかったような方向にどんどんと流れていき頭を抱えてしまったりすることがあります。こちらが聞き違ったり勘違いしたりしたことが原因かもしれませんし、患者側の思い込みや誤解が原因かもしれません。できることなら、もう一度、最初からやり直したいと思ってしまいます。そんなときに役立つ工夫です。

　まずは、双方にとって気まずく不快な現状について言葉にして共有します。「ごめんなさい。なんだか話がギクシャクしてきてしまって」とか「すみません。足並みが揃っていないようで、ちょっと立ち止まらせてくださいね」といった具合です。

　そうして、やり直しを提案します。「最初からやり直してもいいですか」と直球で尋ねることもありますし、「リセットボタンを押してもいいですか」とか、「巻き戻してもいいですか」「振り出しに戻ってもいいですか」など、患者に通じやすそうな単語を使うことを心がけます。

　不意打ちにあったときに、なすすべもないと諦めずに、このように工夫してやり直しボタンを押すことで、無力感から脱出できるのです。

実践 コラム	4	医療現場でオノマトペ

　日本語は、世界有数のオノマトペ頻繁利用言語だそうです。ご存知のように、オノマトペは、擬音語・擬態語などのことで、雨の降っている状況を「ザーザー」とか「しとしと」とか「パラパラ」などと表現し、情景描写を鮮明にしたり、臨場感を与えたりするものです。また、感情をより豊かにニュアンスをもたせて表現するときにも便利です。にっこり笑ったのか、くすくす笑ったのか、ゲラゲラ笑ったのか、オノマトペがまったく違った印象を作り出してくれます。『現代擬音語擬態語用法辞典』によると、オノマトペと総称される「擬音語・擬態語とは、外界の物音、人間や動物の声、物事の様子や心情を、直接感覚的に表現する言葉である」とされています。心情を「直接感覚的に表現」するのに使われるとなると、対人関係を基盤にした医療を目ざす上で無視するわけにはいきません。

　実際のところ、医療現場でこのオノマトペを効果的に利用していこうとする動きもあります。痛みに関して、どんな痛みかを問診するのに医師の多くがオノマトペを普段から使っていますし、患者もオノマトペを使うことで自身の痛みに関して感覚的・直感的に表現でき、痛みを適切に伝えられると感じているという調査報告もあります。ヒリヒリする痛み、チクチクする痛み、ガンガンする痛み、シクシクする痛み、ピリピリする痛み、ズキズキする痛みなど、オノマトペの違いによる痛みの表現が鑑別診断のヒントになるだけでなく、患者が実感しているニュアンスが医師にスムーズに伝わり、共感的理解も成り立ちやすくなるらしいのです。

　オノマトペの利用は、痛みに関するやりとりだけに限りま

せん。

　行動療法の先駆者といわれる精神科医ウォルピ（Joseph Wolpe）が考案した系統的脱感作法にも応用されています。対人関係に極度の不安や恐怖を感じる社交恐怖症の患者や、電車やエレベーターなど特定のもの・ことに不安や恐怖を感じてそれらを避けるようになった限局性恐怖症の患者などに有効だとされているものです。系統的脱感作法で重要な要素に「不安階層表」の作成があります。そこでは、不安の対象になっているもの、例えば、「電車に乗ること」にまつわるさまざまな場面を想像し列挙してもらい、それぞれの場面でどの程度、不安を感じるかに基づいて 0（まったく感じない）から 100（極度に感じる）という尺度の上に並べてもらいます。その後、腹式呼吸やメディテーションなどでリラックスした状態で、不安度の少ないものから順にイメージしてもらい、不安を感じ始めたら、イメージをやめてリラックス状態に戻ってもらいます。不安度が減ってきたら、「系統的に」次に不安度が高い場面にチャレンジしてもらうというものです。

　ここで注意をはらっておきたいのが、この方法のコアをなす不安階層表に「不安」という言葉が使われていることです。不安というのは人によっていろいろな感じ方があります。患者の声に耳を傾けると、駅に近づくだけで「ゾゾッ」とするとか、電車がホームに入ってくるのを見ると胸が「キューン」と締め付けられる、など、患者自身の肌で感じるオノマトペが出てくる場合が少なくありません。このようなオノマトペをそのまま用いて「○○階層表」にしてはどうでしょうか。「ゾゾッ階層表」のほうが当事者の感覚にピッタリくるのではないかという見方です。

　このように診断や治療にも応用できそうなオノマトペです

が、医療現場でのコミュニケーションをスムーズに行うためにも使えないでしょうか。

　患者の声を注意深く聞いていると、オノマトペが聞こえてくることがあります。オノマトペは、患者が肌で感じている直感的な感覚を示したものですから、オノマトペが出てきたときにそれを逃す手はありません。オノマトペをそのまま患者にそっと返すことで、共感を示すことができます。「心がざわざわしているんです」と患者。「ざわざわ……」と返すことで、患者は自身の感じていることを医師がそのまま受け取ってくれたと感じられるわけです。もちろん、このような方法をあまりに使いすぎると、おうむ返しになって相手をかえってイライラさせてしまうことにもなりかねませんので、意識的に使うようにしてください。

　患者に由来しないオノマトペも使えるかもしれません。例えば「長い間、辛抱していたんですね」と言うのと「ずーっと辛抱していたんですね」と言うのとで、患者に伝わるニュアンスにどんな違いがあるでしょうか。「遠慮なく質問してくださいね」と「どんどん質問してくださいね」とではどうでしょう。患者との距離感を縮めたり、親しみやすさを醸し出したり、こちらの真意を頭にではなく心に明確に伝えたりすることにも役立ちそうです。

　医療現場で使い勝手のよさそうなオノマトペのサンプルを次ページに挙げてみました。

　実は、コミュニケーションの改善を目ざしたワークショップの中で、医師にオノマトペ・リストならぬ心情リストに目を通してもらうことがあります。落ち込んでいる、イライラしている、モヤモヤしている、怒っている、フラストレーションがたまっている、ハラハラしている、ワクワクしているなどの心情の形容詞（日本語に訳すとオノマトペがピッタリく

るものが多いのに実は驚いていますが）のリストです。医療現場では、患者の心情について触れることを避けがちな医師が少なくないのですが、このリストを参考にして、感情に名前をつけて（Naming the Emotion）患者と共有することでスムーズなコミュニケーションを目ざすのです。いろいろなニュアンスのこもった形容表現の多さに、さまざまな患者の状況を思い出しながら、あのときのあの患者は、こういう気持ちだったのかもしれない、ああいう気持ちだったのかもしれないと活発なディスカッションを巻き起こします。

　オノマトペをわざわざ取り出して検討することは、医学教育や継続研修ではなかなかありません。これを機会に、オノマトペのサンプルをみながら、どんな状況で使えそうか想像してみたり、ここに載っていないけれども役立ちそうなオノマトペ表現を考えてみるのも楽しいかもしれません。

■医療現場で役立つかもしれないオノマトペのサンプル

じっくりと	（考えてみましょう）
ずーっと	（辛抱してきたんですね）
どんどん	（質問してくださいね）
ピッタリと	（するやり方で……）
ゆっくりで	（構いませんよ）
ざっと	（まとめると……）
うんっと	（頑張りましたね）

　また、オノマトペではありませんが、「なるほど」「ふーん」「へー」「ほう」などの感嘆詞は、患者の説明や訴えに、納得や感心した様子、あらたな発見に関する喜びなどの気持ちを直感的に伝えるのに重宝します。

「やる気のない患者」を「やる気のない状態に置かれ（てしまっ）た患者」ととらえてみてはどうか

第 **5** 章

患者にやる気がなくて……

アドバイスの功罪

　ベテランのプライマリ・ケア医、Dr. ジョンソン。糖尿病などの慢性疾患患者の生活習慣改善にとても熱心で、そこに「やりがい」だけでなく「生きがい」すら感じています。いろいろな患者と取り組んできた豊富な経験から、蓄積してきた成功の秘訣の数には自信があります。患者にはできるだけスムーズに生活習慣を変えていってほしいし、最初から失敗することが目にみえているようなことは避けてほしいと心から願っています。

　ある日のこと、イタリア系移民3世の50代の男性患者に糖尿病の診断を告げることになりました。糖尿病で苦しんでいた叔父をもつ患者が明らかに動揺しているのを察し、「そんなに気を落とす必要はありませんよ。安心してください。もちろん糖尿病は放っておくと、心臓発作とか、ときには失明したり、足を切断しないといけなくなったりと、たいへんなことになる可能性もありますが、食生活などの生活習慣を見直すことによってしっかりと血糖値をコントロールしていくことで、普通の人と同じように健康に生活していけますから」と励まします。

　患者が「そうですか……」と上の空で答えたところ、すかさず Dr. ジョンソンは「食生活を見直すと言っても、全部を一度に変えなければならないわけではありません。無理しないように少しずつ変えていくことにしませんか？」と最初のアドバイス。

第5章　患者にやる気がなくて……　　　127

「そうですか。食生活を見直すとなると……」と患者が天井を見上げていると「パスタを毎日、食べていらっしゃるご様子。それを全部あきらめましょうとは言いません。まずはその量に目を向けてみてはどうでしょうか？」と提案。すると患者は「うーん」と床に目を落とします。

患者の表情にためらいを察し、「それでは、デザートを食べる回数を減らすことから始めてみませんか？」と。患者は「うーん」と、もっとうつむいてしまいました。

Dr. ジョンソンからはそれからも食生活に関するアドバイスが次々と続き、どれも理にかなったものです。最終的には、「じゃあ食事のことはとりあえず後で考えることにして、少しずつ運動をするところから始めましょう」というアドバイスまで出てきました。Dr. ジョンソンのアドバイスのレパートリーは広く、底が尽きることはありません。

この患者に役立ちそうな運動のアドバイスを考えはじめたそのときです。無情にも、次の患者の予約時間に20分も食い込んでいることを時計の針が指しています。それに気づいたDr. ジョンソンは、慌てて「ともかく一緒に頑張っていきましょうね。それでは2週間後に」とまとめました。「わかりました。ありがとうございました」と患者は曖昧な返事をして診察室を後にします――患者に何がどのようにわかったのかはもとより、患者がどんな努力をしようと思っているのかも、不明なままに。

患者のためを思って手を替え品を替えアドバイスしているのにもかか

患者のためを思って手を替え品を替えアドバイスしているのにもかかわらず

わらず、一向に手応えがなく、暖簾に腕押しでどこか空回りしている、患者のためなのになぜか自分だけが頑張っているような気がしてやるせなくなることだってあります。でも、今日の医学では、処方どおりの服薬や検査受診、生活習慣の見直しなど、患者が積極的に治療に参加しなければにっちもさっちも行かない状況が日に日に増してきています。患者に頑張ってもらうしかないところを避けては通れないのです。

　Dr. ジョンソンが遭遇したような状況を経験すると、私たちはそんな患者を「やる気のない患者」としてひとくくりにしがちです。患者にラベルを貼ることで、この状況は「やる気がない」という患者自身がもつ特性によって引き起こされているものだから仕方ないんだと自分に言い聞かせます──その安心に、一時しのぎのものでしかないことは自分でもよくわかっているのですが。

　気を取り直して、なんとか患者にやる気を出してもらう方法はないだろうかと思案する中で、英知が目覚めてきました。「やる気のない患者」ととらえていたところを「やる気のない状態に置かれた患者」ととらえてみてはどうかという視点の転換です。

　「やる気のない患者」へのアプローチを考えるとき、その究極の目標は「やる気のある患者」に変わってもらうことで、「やる気を出してください」と繰り返すことくらいしか思いつきません。でも、患者にいくら「やる気を出してください」と言っても、患者からはその場を取り繕うことが目的の「わかりました」くらいしか出てこないのです。

　しかし、これを患者の特性ではなく、患者をとりまく状況

の結果だととらえること、すなわち、なんらかの状況のせい
で患者がやる気を出せないでいるところに追いやられている
のかもしれないと考えることで、この深刻な課題に解決の糸
口を見出そうというのです。患者の外に問題があるとすれば、
それに対して外部からでも取り組んでいけそうな希望の光が
みえてきます。

　いずれにせよ、コミュニケーションの工夫ということを考
えていると、「どんな言葉を使ってアドバイスをすればよい
だろうか」「どんな言い方で説得をすればよいだろうか」と
いった発想に偏りがちです。ただ、Dr. ジョンソンが現場で
蓄積してきた成功の秘訣を活用しながらさまざまなアドバイ
スをしたにもかかわらず、患者が乗ってこなかったことを考
えると、アドバイスの内容や言葉をどんなに吟味しても不毛
な印象を拭えません。そこで、ここでは、言葉に注目するの
ではなく、言葉によって占拠されていない「空間」について
その役割と活用法をいくつかの角度から眺めてみたいと思い
ます。

余白

　絵本を読んでいると、子どもたちは目をキラキラと輝かせ
ながら、主人公になりきってストーリーにのめり込んでいき
ます。ときにはもともとのストーリーから離れてどんどんと
話が膨らんでいくことだってあります。子どもたちの想像力
や創造力のたくましさには限界がありません。もちろん、子
どもだからという特性もあるのですが、実は、絵本には子ど

もたちがそんなエネルギーを出しやすいようにする工夫が盛り込まれています。

その工夫でとても重要なのが「余白」だそうです。子どもの絵本に余白がふんだんにとってあるのは、その余白に読み手が自分の心に潜めている何かを描いていくためなのです。余白があることで、火を吹くドラゴンやとんがりぼうしをかぶった双子の野ネズミ、いつもお腹をすかせているアオムシの冒険や日常について臨場感に浸りながら想像力を駆け巡らせ、自分なりのストーリーを創り上げていくことができるというのです。

これは絵本だけに限りません。会議のためのスライドや資料を作っていて、なんとか１ページに収めようとして、上下左右の余白を小さくしたり、ときには行間を狭めてみたりします。内容は何も変わっていないのに、どことなく余裕がなく、ごちゃごちゃして読みにくい、ときには、読みたくない気持ちすら喚起してしまいます。それだけでなく、内容に対する反感を引き起こしてしまうことだってあります。余白をなくすことで、私たちが望むこととはまったく正反対の結果に陥ってしまうのです。

医療現場に戻ってみましょう。患者とのコミュニケーションで、実は、言葉のない空間、アドバイスや説明などの言葉で埋め尽くされていない「余白」が役に立つのではないかという提案です。説明やアドバイスで患者が息苦しさを感じていたら、そこで患者が目ざすことはただひとつ、その場から逃げることだけです。

アドバイスや説明などの言葉で埋め尽くされていない「余白」

患者の口数が少なくなったり、こちらのアドバイスや説明に
おざなりな返事をするようになったときには、十分な「余白」
を提供していないかもしれないと疑ってみたほうがよさそう
です。

　ここでは、患者自らが自分なりのやる気を探し出したり、
自分にあったやり方を模索したりすることを可能にする「余
白」をはじめとした「空間」を、アメリカの医師がどのよう
に医療現場で活用しているかについて眺めてみます。

物差し上の距離

　患者の心のキャンバスをアドバイスで埋め尽くしてしまう
ことに深刻な問題がありそうなことはわかってきました。だ
からと言って、カール・ロジャーズの来談者中心療法
（Client Centered Therapy）のように、こちらから何も言わずに
患者が長い沈黙の末、ポツリポツリと話し始めるのを延々と
待つのは今日の医療現場では不可能です。

　そこでアメリカの医療現場で使われている方法を２つほ
ど紹介します。両方とも動機づけ面接法（Motivational Inter-
viewing）という行動変容支援のアプローチから考案されてき
たものです。ちなみに、日本語で動機づけというと、どこか
他のところにあるものをとってつけることのような印象を受
けるかもしれませんが、特に動機づけ面接法で重視されるの
は、患者が自分自身で自分なりのやる気を見つけていくのを
応援することです。私たちの価値観に基づいた動機を押しつ
けることではありません。

動機づけ面接法のスキルを完璧に習得しようとすると、かなりのトレーニングが必要なのですが、その秘訣を活用したツールで日常の診療でも無理なく使えるものがあります。

■重要度尺度

ココロのエクササイズをしてみてください。これはアメリカのワークショップで医師が実際に体験しているエクササイズです。

何か自分がずっとやってみたいと思っているけれども、まだ実行に移すところまでいっていないことを思い浮かべてください。旅をすること、本を読むこと、もっと野菜を多く摂るようにすること、国際学会で発表すること、新しい認定資格を取ることなど、なんでもかまいません。

次に、そのやりたいことがどのくらい重要かを考えてみてください。まったく重要じゃないと思うのを「0」、とても重要だと思うのを「10」とすると、0から10の間のどこでしょうか？

7とか8、もしかすると8.5などを選んだ人がいるかもしれません。

そこで自分自身に問いかけてみてください。「どうして自分はその数を選んだのか？」と。そのときに、ただ漠然と「どうしてその数を選んだのか？」と問うのではなく、その数よりも少し小さい数（例えば、自分の数から1を引いたもの）を意識して、「どうしてその小さい数ではなく大きい数を選んだのか？」と問います。例えば、8を選んだ人は、「どうして自分は7ではなく8を選んだのか？」と問うのです。

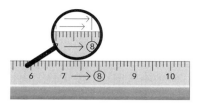

図　重要度尺度上の気持ちの動きの方向性イメージ

そうして思いつくことをすべて書き留めてみてください。

どんなリストができあがりましたか？　もう一度、そのリストに目を通してみてください。

このエクササイズをする前よりも、やってみようかなと思う気持ちが高まっている人が多いのではないでしょうか。

このエクササイズのトリックは、私たちの思考のプロセスに方向づけをしているということです。単に、「どうして8を選んだのですか？」と問うと、「どうしてと言われても」というためらいの前置きに始まり、「○○のようなよい経験ができるので」とか「将来的に○○を期待できるので」といったやる気を高めるものに混じって、「でも、必ずしも○○が期待できるとは限らないし」とか「時間もかかるし」など、やる気を削ぐようなものも出てきます。

ですから、相手がやる気を高めることに焦点を当てて支援したい場合には、相手の思考プロセスを「方向づける」ことが大切になってきます。質問の仕方によって方向づけるのです。エクササイズにあったように、選択された数よりも少し小さい数を任意の出発点として設定し、そこと相手が選んだところとのギャップを指摘します。その上で、出発点から相

手が選んだところまでの距離を自分なりに歩いてもらうのです。ここでキーになるのは、どちらに向かって歩いてもらうかをはっきりと指定すること。相手が選んだ「より重要だ」と感じている現時点に向かって歩いていくその途中途中で、心のどこかになんとなく感じていた意義や利点を自分の目で発見しながら、一つひとつを言葉にしていってもらうのです。

　医療現場で、糖尿病の自己管理をしたり、処方どおりに服薬したり、仕事を休んで休養をとることなどの重要性について、この重要度尺度を使って、患者に数を選んでもらい、例えば「7ですか？　どうして6じゃないんですか？」と尋ねることで、患者の心のエネルギーの方向づけをした後は、患者に任せておけばよいのです。任意的につくられたギャップではありますが、そのギャップを埋めるために、患者は「やはり将来の健康のために大切ですから」とか「まわりに迷惑をかけたくないですし」とか「自分でもやれることがあると思いたいので」など、自分なりの前向きの理由を心の底から引っ張り出してきます。どんなに奥深くに隠れていたとしても、患者自身のものですから、それらには患者を内側から動かす力があります。押し付けられた理由とは比べものになりません。

　ドクターラウンジである日、Dr. オータニが、とてもためになる経験をしたんだと話し始めました。現場で重要度尺度を本当に重宝しているんだという前置きの後に、実は、重要度尺度を使って、患者が8を選んだときに、うっかりして、「なぜ9ではないのですか？」と尋

ねてしまったのだと言います。患者が選んだ数から1を引く代わりに1を足してしまったのです。それまでは重要度尺度を使うと患者がやる気を高めてくれるのを見て深い感慨を覚えていただけに、このときの患者の反応があまりにも対照的だったことに衝撃を受けたそうです。

　患者の口からは、「だってやっぱりたいへんじゃないですか」「普段の生活で忙しいし」「副作用だって怖いし」と、やる気が高まるどころか、やる気がどんどん萎んでくるような発言ばかりが出てきました。ギャップを埋めるエネルギーの「方向づけ」が下向きに設定されてしまっていたのです。患者が自らやる気を見つけ出せるように支援するためには、心のエネルギーを「上に向けて方向づける」ことが大事であると再確認させられた出来事でした。

　ところで、患者の「やる気」というとても人間的な心の活動を応援しようとしているのに、「患者が選んだ数から1を引いて……」と、機械的に数式に当てはめてしまうことに気が引けてしまう人がいるのも事実です。患者にとっても、医師からあまりにも唐突に「ここに物差しがあったとして……」と診療場面では不自然に感じられる質問を受けて戸惑うことがあるかもしれません。そんな状況に何度か出くわした医師は「これ、私の患者の皆さんにうかがっているんですけれども」と前置きをしたり、「あまり深く考えずに付き合ってみてください」と患者が身構えないですむような声がけをする工夫をしているようです。

■自信度尺度

「重要度尺度」を使ってやる気が高まるのはよいとして、でも、患者がいざ実際に行動を起こそうとする段階になると、いろいろなハードルが出てくるのも事実です。厳しい現実を直視しなければならないのです。ポジティブ思考だけではやっていけないのではという疑問が湧いてきます。

ポジティブ思考
だけではやって
いけないのでは

そこで、考案されているのが「自信度尺度」です。自己管理や生活習慣の見直しなどに具体的に取り組む方法について、現実を直視しながらも、悲観的になりすぎずに、自分に合った方法を見つけてもらいます。

医師の指示どおりに血糖値を測定することや、タバコをやめることなどの健康行動の改善について「明日から始めるとしたら、どのくらい自信がありますか」と尋ね、「まったく自信がない」を 0、「とても自信がある」を 10 として、患者に数を選んでもらいます。

今回は、患者が選んだ数に 1 を足した数を使います。例えば「○○さんの自信度は 7 ですか……その自信度を 8 に上げるにはどんなことが役に立つと思いますか？」といった具合です。お気づきのとおり、この質問でも、8 という数を任意に設定し、患者の選んだ 7 との間に「距離」を意識してもらっています。そうして、今度も、心のエネルギーが上向きになるように方向づけをするのです。

「冷蔵庫に血糖値測定の記録用紙を貼っておいては」とか「携帯電話のアラームを設定しては」、さらには「タバコをやめる間、しばらくはお酒を控えては」とか「口寂しさを紛ら

第 5 章　患者にやる気がなくて……　　137

すためにガムを持ち歩こうか、それとも人参のスティックの
ほうが健康にもよいかも」など、患者が自分の生活に合った
アイデアを自分から創案してくれます。誰かからアドバイス
として言われると気が重くなりがちですが、自分で思いつい
た案には愛着を感じます。日常生活に根づく可能性が高くな
るのです。自己予言のチカラなのかもしれません。

空っぽの皿

　食べ放題のバイキングに行くと、とりあえず皿を手にとり、
あたりを見回します。気に入ったものを見つけては、次から
次に皿に盛っていきます。人気の秘訣は、基本的には自分の
好きなものを好きなだけ食べられることですが、なんの制約
もなく自分で主体的に選択できるというプロセスで楽しみが
倍増するようです。

　医療現場で、疾病の自己管理項目のメニューについて話し
ていて、患者が目を輝かせてどれから取り組もうかとワクワ
クしているなんてことはめったにありません。服薬だけでも
何通りもあり、検査のスケジュールも複雑、ましてやこれま
での日常を脅かす生活習慣の見直しも多岐にわたることが少
なくありません。そんな状況ですから、患者がワクワクしな
いのは無理もないことです。

　少しでも患者が好きなものから一口ずつでも味見程度でも
よいのでつまみ食いしてもらえないだろうかという思いから、
カフェテリア・ツールが考案されています。考案されたと言
っても、いたって簡単なもので、まずは、一枚の紙に丸い皿

をいくつか描いたものを用意します（下図）。患者と一緒に「病気をうまくコントロールしていくのに大切なことがいくつかあります」と言いながら、患者のニーズに応じて自己管理で必要な項目を皿の一つひとつに記入していきます。

その上で「ここにある選択肢の中で、どれから取り組んでいきたいと思いますか？」と患者のプライオリティを尋ねます。誰かから押し付けられるのではなく、自分で選ぶという患者の自律性を支援する具体的なアプローチです。無味乾燥なリストではなく、皿という身近なものを使って視覚的にアピールし、親しみを感じてもらおうという試みでもあります。

さらに、もう一歩先に踏み込んだ方法も医療現場で取り入れられています。カフェテリア・ツールを使うときに、空っぽの皿を追加します。この空皿のチカラは侮れません。空皿があることで、患者がどの項目を選ぼうかと迷っているときにも、どれかを選ばなければならないと追い詰められずに、自分なりのアイデアを提案することもできるようになります。

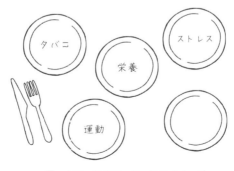

図　カフェテリア・ツールのイメージ

患者の自律性と創造性を育むというとても難しい課題を医療現場で具体化する方法なのです。バリスタに自分の好みに合わせてカスタマイズした飲み物を注文したり、メニューに載っていない「裏メニュー」を探すことが流行る背景には、このような自律性と創造性の探究という人間の性に訴えかけるものがあるのではないかと思ったりもします。

隙間

　ナチスの強制収容所で過ごした経験をもとにロゴセラピーを確立したヴィクトール・フランクルは、人は誰でも人生に意味を見出す必要があり、それが生きる意欲と幸福感につながると述べています。フランクルは彼の著書『それでも人生にイエスと言う』の中で、刺激と反応の間には「自由の空間」が存在し、人間はそこで自身の態度を選択する自由を持っていると述べています。刺激と反応に「隙間」が存在することをあらためて意識することで、そこに自発的な選択が生まれてくるというのです。

　これは、街を歩いていて焼きたてパンの香ばしい匂いがすると、ダイエット中にもかかわらず、つい条件反射的にパン屋に入ってしまう人には耳の痛い言葉です。条件反射「的」という言葉を使いました。厳密に言うと、条件反射ではないからです。レモンを目の前にしたときに、食べてもいないのに唾液が出てくるのは、条件反射によるものです。犬に餌を与える前にベルの音を鳴らすことで、次第にベルの音を聞くだけで唾液を分泌するようになるという観察をもとに生理学

者のパブロフが発見した現象です。そこでは、犬には唾液を分泌しようかしまいかという選択の自由は与えられていません。レモンを見るだけで唾液が出てくるのにも、選択の自由はありません。ただ、パンの匂いにつられてパン屋に入ってしまうのは事情が異なります。フランクルの考え方に照らせば、パンの匂いという刺激とパン屋に足を踏み入れる反応の間には「隙間」があり、そこには選択の自由があるのです。

その隙間の存在にスポットライトを当てることで、患者を支援していこうとする工夫が医療現場にあります。タバコを吸うことや運動不足になることなど克服したい行動に、患者がいったん取り組み始めたら、そこから元の習慣に後戻りしてしまうのを防ごうとするときの工夫です。後戻り防止（Relapse Prevention）と呼ばれるアプローチです。

　具体的には、例えば、タバコをやめようと決心した患者に、タバコを吸いたくなってしまいそうな誘惑的な場面を挙げてもらいます。実際に禁煙を始める前にしてもらう作業です。禁煙をいったん決心した患者のやる気を削ぐことにならないかと不安に感じますが、喫煙に後戻りしないためにはとても大切なステップです。

　「会社で嫌なことがあってその帰り道で吸いたくなる」とか「朝、起きたときに無意識にタバコに手が伸びる」「一人でボーッとしているときになんとなく吸いたくなる」「周りの人がタバコを吸っているとつい吸いたくなる」「お酒を飲んだときについタバコを手にする」など、喫煙するという

第5章　患者にやる気がなくて……　　141

「反応」を引き起こしそうな「刺激」となる誘惑的な場面は
人によってさまざまです。場面が具体化できたら、今度は
「隙間」にある自由を十二分に発揮してもらいます。それぞ
れの状況で、タバコを吸わずにどう対処するかという「代替
策」を考えてもらうのです。「ご自分に合うクリエイティブ
なアイデアをどんどん出してみてくださいね」と誘いかける
と、思いのほか、熱心に楽しみながら取り組む患者が多くみ
られます。

　「会社で嫌なことがあった帰り道では、タバコを吸う代わ
りに、コンビニでスイーツを買う」とか「朝、起きたときに
タバコに手を伸ばす代わりに、コーヒーメーカーのスイッチ
を入れる」「ボーッとしているときにはガムを手元に置いて
おく」など、喫煙を置き換える行動のアイデアが出てきたり、
「タバコを吸う友だちとは誰も喫煙できない場所で会うよう
にする」とか「しばらくはお酒の席を控える」など、誘惑的
な刺激そのものを避けるという方向のアイデアも出てきます。
現実的なアイデアをできるだけ具体的に言葉にして患者自身
の心に刻んでもらいます。明確なメンタルリハーサルをする
ことで、その状況に直面したときに、その代替策のプログラ
ムが自動的に起動するように準備を整えるのです。

　19世紀に活躍したアメリカの文豪、マーク・トウェイン
が「タバコをやめるのなんて簡単だよ。私なんか100回以
上もやめたことがある」と皮肉たっぷりに語ったことがあり
ます。この有名な言葉には、タバコをやめようと思い立つの
は簡単だけれども、日々直面する誘惑に打ち勝ち禁煙を続け
ることはとてつもなくたいへんことだいう真実がユーモア

を交えて的確に表現されています。

　禁煙に限らず、運動を増やしたり、バランスの取れた食事を始めたりすることを、患者が100回も思い立たなければならないような事態を避けるため、「隙間」を意識した後戻り防止のアプローチが導入されているのです。

医師自らにも役立つ「隙間」

　フランクルが指摘する「隙間」のチカラは、患者のためだけに取っておく必要はありません。患者から辛辣なことを言われたり、無理難題を押し付けられたりしたら、憤りや自己防衛、フラストレーションなどの反応が条件反射的に自分の中でもくもくと湧いてくることだってあります。それに気づいたら、とにもかくにも「隙間」を思い出すのです。「隙間」に注目すると、そこに数々のクリエイティブな可能性を見つけ出し、自分が選択したい選択肢を自信をもって選ぶことができるようになります。

　「隙間」のチカラは、スタッフをまとめるリーダーシップを発揮するときにも使えると中堅医師のDr.グリーンは言います。院内感染防止の徹底や入院日数の削減、数えきれないほどさまざまなクオリティ改善などの懸案事項が、経営陣から次から次に降りてきます。

　その一つひとつに委員会が設けられるのですが、医師であるDr.グリーンがいつも決まって委員長に任命されてしまいます。経営陣からのメッセージを委員会のメンバーに伝え、改善努力を引っ張っていくのが彼の役目ですが、スタッフか

ら「そんなこと言ったって……」と即座に反論を受けること
も少なくありません。

　そんな Dr. グリーンは、ある日、メディカルセンターが主
催する医師のためのリーダーシップ開発のワークショップに
参加しました。このワークショップは、現場経験の長短に関
係なく、さまざまな委員会の長に任命され、自分よりも経験
の豊富な他職種のスタッフをまとめていかなければならない
ことが多い医師らのために、メディカルセンターが地域のビ
ジネススクールの教授や経営やコミュニケーションの専門家
を招いて定期的に開いているもののひとつです。まさに、
Dr. グリーンのような医師のためにメディカルセンターがか
なりの経費をかけて行っているものです。

　この日のトピックはチームビルディング。人をやる気にさ
せる説得的なコミュニケーションの仕方や効果的なフィード
バックの仕方など、数々の具体的なアイデアで Dr. グリーン
のメモ帳はいっぱいになりました。すぐに使えそうなものに
は星印をつけています。そのひとつが「Google のマインド
フルな始まり」というもの。その横に「フランクルの隙間」
と書き添えています。

　サンフランシスコ・ベイエリアのマウンテン・ビューとい
う街にある Google 社では、マインドフルネスの効用を職場
に取り入れようとする試みが盛んになっているとのこと。そ
のひとつの試みが「マインドフルな始まり」という名で紹介
されました。Google ではいろいろな会議で実際の議題に入
る前に、参加者全員で何らかのマインドフルネス関連のアク
ティビティをするらしいのです。本格的にマインドフルネス

を習得しようとするとかなり長い時間がかかりますが、マインドフルネス経験の有無にかからわず全員が参加できる簡単なアクティビティが使われます。ガイドつきの瞑想であったり、ボディスキャン瞑想であったりと、種類はさまざまで、瞑想体験に限りません。先人の名言を全員の前で音読したり、絵画や写真などのイメージを提示して、会議の参加者全員で経験を共有することで、共通項を見出し、チーム一丸となるように促すのです。会議を進めるにあたって、名言やイメージに見出されるメッセージを心に留めておくことを提唱するとチームのフットワークが軽くなるというのです。

そこで、Dr. グリーンがひらめいたのがフランクルの「隙間」に関する言葉です。メディカルセンターで長年の懸案事項である午前 11 時前の退院の徹底に関する定例会議。委員長である Dr. グリーンが定時に始めます。

「今日は実は皆さんと分かち合いたい言葉を用意しました。話し合いに入る前に読んでみたいと思いますが、よいでしょうか?」

いつもなら、無駄話など一切なし、少しでも早く議題をこなして一刻も早く診療に戻ろうとする態度がありありと見える Dr. グリーンがこんなことを言うのははじめてのことです。少し神妙な雰囲気すら漂っているので、スタッフはいったい何だろうと耳を傾けました。

生きることの意味を根幹にロゴセラピーを確立した、ホロコーストサバイバーの精神科医ヴィクトール・フランクルの言葉だと前置きをした後、あの言葉を、一つひとつの単語を噛み締めながら音読します。

第 5 章　患者にやる気がなくて……　　　145

　　「刺激と反応の間には空間がある。その空間に、自分が
　　どう反応するかを選ぶ力がある。その空間の中に、自
　　らの成長と自由がある」

　無味乾燥な白い壁に囲まれている会議室では、もうとっく
に消え去っている余韻をそれでも大切にするかのように、沈
黙が続きます。いつものように、わさわさと資料をめくった
り、スマホのメッセージをチェックしたり、周りの人の様子
をよそよそとうかがったりする人は誰一人としていません。
一人ひとりが、言葉を自分なりにゆっくりと消化しているよ
うでした。
　しばしの沈黙をやぶったのは、Dr. グリーンでした。
　「実は、この言葉によって、今まで見えていなかった隙間
に存在する選択肢、その選択の自由について意識できるよう
になり、救われました。状況をより客観的に把握できるよう
になって、オートパイロット的な行動パターンから解放され
たんです」
と自らの経験を誠実に語り、本題へと導きました。
　「さて、この隙間にある選択肢、選択の自由をいっぱい発
揮しながら、皆さんと一緒に今回の会議の課題である○○に
ついて取り組んでいきたいと思います。この言葉を皆さんと
シェアさせていただいて、ありがとうございました」
　会議の後、病棟に戻る廊下で、ベテラン看護師長のリタは
Dr. グリーンを呼び止めました。実は、告白しないといけな
いことがあるんです、と。

「この会議ではまた無理難題を押し付けられることになるに違いない、何とか自分の看護師たちを守らなければという態度で武装して会議に臨んでいました。でも「隙間の自由」はあるんですよね。あの言葉、これからも心に刻んでおきます」
と感謝の言葉を述べて、足早に去っていきました。

「マインドフルな始まり」のはじまりでした。「マインドフルな始まり」はメディカルセンターのいろいろなユニットでも取り入れられるようになったのです。

なぜ、なぜを避けるのか

上海出身の Dr. チェン。中国で医学部を首席で卒業、母国で数年間、医療に携わった後、医師である夫とともにアメリカに移住してきました。移住後に恵まれた2人の息子はすでに中学生と高校生。すでに上の子は医師になりたいと夢を膨らませていることに、期待とともに不安も抱えている今日このごろです。

Dr. チェンと同じように子どもが2人いるジュディは、Dr. チェンが家庭医として家族全員を長年にわたって診てきた特別な患者の一人です。ジュディはコンピュータ関連の仕事をしていて座りがちな日常に加え、運動不足も重なって、体重がかなり増えてきたこともあり、腰痛がひどくなってしまいました。Dr. チェンは、侵襲的な手術はまだ避けておいたほうがよいという判断から、運動療法を処方しました。それも、特に信頼をおいている理学療法士に紹介しました。ち

第 5 章　患者にやる気がなくて……　　　147

なみに、減量への試みを何度も勧めた後のことですが。

　1 カ月後の受診で運動療法について尋ねたところ、ジュディは、まだ理学療法士のところへは行っていないとのこと。他の患者ならまだしも、長年、面倒をみて親しみすら感じていたジュディに裏切られたかのように失望を隠せません。

　「どうして、理学療法士のところへ、いまだに行っていないの？」

　ジュディはうつむいて独り言のようにつぶやきました。

　「ごめんなさい。大切なのはわかっているんだけれど、意志の力がなくて……」

　Dr. チェンは、この瞬間、患者にみられるあるパターンに気づき、ハッとさせられました。今までにも、「なぜ」「どうして」と尋ねると、患者はまったく必要がないにもかかわらず、謝罪の言葉を口にし、さらには決まってその理由を患者自身のせいにするパターンです。意志の力がないとか、怠慢なんだとか、他の人には決して言わないようなとても辛辣な言葉を自分に対してつらねるのです。

　ドクターラウンジに戻ってきた Dr. チェンは、アメリカ生まれアメリカ育ちの同僚、Dr. ピーターセンに問いかけます。どうして、アメリカ人の多くはジュディのようなのかを。

　Dr. ピーターセンの答えはいたって単純なものでした。アメリカでは、相手の行動や決意について、「なぜ」とか「どうして」ときくと、相手を責めているニュアンスを与えがちで、相手は必然的に自分自身の内部に、理由というよりも

「なぜ」とか「どうして」ときくと、相手を責めているニュアンスを与えがち

問題を探し始めるのだと言います。

　それでは患者のやる気を引き出すのにはまったく逆効果だと即座に悟った Dr. チェンは、患者が新しい行動を起こすのに障壁になっていることを真摯に知りたいときにはどのように尋ねればよいのか知恵を貸してほしいと申し出ました。

　本当にこれが正しいかどうかわからないけれどもと前置きした上で、Dr. ピーターセンは、理由や問題を外に求められるように工夫すると患者が自由に振る舞えるような気がするんだと言います。「どんな状況でやってみようかなという気になりますか」とか「どんなことがきっかけで○○をしようと思いはじめたのですか」とか「どんなときにやる気が削がれた気がしますか」など、外の空間に目を向けてもらう尋ね方をするのだそうです。なるほど、確かに外にあるもののほうが客観視しやすいし、気兼ねなく取り扱えるようになるんだなと Dr. チェンは納得しました。

第5章　患者にやる気がなくて……　　　149

実践コラム 5　　　沈黙のチカラ

　アメリカの医師には、沈黙が苦手な人が少なくありません。効率性や迅速性などに重要な価値を見出す彼らには、沈黙は、何もしていないこと、何も起きていないこと、すなわち無駄なこととしてとらえられがちで、耐えがたいものです。そこで、沈黙を何かもっと「生産的な（？）」ことで埋めようとしてしまいます。説明を繰り返したり、違った説明の仕方を試したり、質問を繰り返したり、次のトピックにそそくさと移ったりするのです。

　そのような医師に対して、沈黙のチカラを思い出させてくれる言葉があります。19世紀後半から20世紀初頭にかけて活躍したアメリカの作家で、ユーモアと風刺に富んだ作風で知られているマーク・トウェインによるものです。

　　"The right word may be effective, but no word was
　　ever as effective as a rightly timed pause（よく計ら
　　れた沈黙ほど効果的な言葉は存在しない）"

　この言葉を思い浮かべると、沈黙のとらえ方が変わってきます。患者の沈黙を見守ることで、自分が伝えたいメッセージが患者の心の中で反復され、消化される機会を提供しているんだ、生産的なことが起きているんだと感じられるようになるのです。

> 医師としての役割を離れたところでも、幸せや楽しさ、人生の意義を追求してほしい

終章

医師が自身と向き合う

数日にわたってホテルに缶詰になって行うコミュニケーショントレーニング、医長に強く勧められて参加した（させられた）Dr. フリードマンは、医師に接遇教育を受けさせるなんてもってのほかだと憤りを感じています。でも、本気で医師を応援したいというファシリテーターの熱意に負けて、プレゼンテーションにはしっかりと耳を傾けてノートもとりました。ちょっと照れくさいロールプレイにも真剣に参加して、コミュニケーションのベストプラクティスを模擬体験しました。

　患者とどう向き合うか、真正面から向き合うためにはどのようなコミュニケーションの工夫が必要か、みたいなことに真剣に取り組むのには、どうも普段の忙しい診療では使い慣れていない筋肉を使うようで、ぐったりして自室に向かいました。

　それでも一日が終わったわけではありません。部屋の片隅に置かれた小さなデスクにコンピュータを開いて、電子カルテで緊急な対処が必要なものをチェック。ようやくすべての指示を入れて患者からのメールにも返信してホッとするのも束の間、翌日のトレーニングまでにやらなければならない宿題があったことを思い出します。

　宿題用紙には「あなたは小さいころ、どのように育てられましたか？　家庭内で、気持ちや感情はどのようにとらえられ、取り扱われていましたか？」という質問が。その下には適当に答えるには大きすぎる空欄が設けてあります。どうしても正しい答えが浮かんできません。

　翌朝、少人数のグループで、宿題に関するリアクションの

終章　医師が自身と向き合う　153

ディスカッション。ためらっている同僚を見まわし、はじめに口を切ったのは Dr. フリードマンでした。

「正直なところ、どうしてこんな個人的なことを訊かれないといけないんだと思ったよ。患者から効率的に情報を得たり、うまく説得したりするためのコミュニケーションのストラテジーを学ぶことがこのワークショップの目的であるはずなのに」

「確かに、最初は私もそう思いました」とグループのもう一人のメンバー、Dr. キムが物静かに賛同します。「でも、次の質問を読んだときにハッと気づいたんです」と確信をもって語り始めます。

ちなみに次の質問とは「それ（あなたの生い立ち）が、あなたと患者とのやりとりのパターンにどのような影響を与えていると思いますか？」というもの。

「私の場合は……」と、教育に熱心な韓国系アメリカ人の家庭で育った経験を振り返ります。「学校の試験で 98 点を取ったときに「どこで間違ったの？　どうして？」と親から問い詰められたことをよく覚えているんです。一度だけじゃない。他の友だちは 90 点でも誇らしげにしているのに……。子どもながらに、どうしてうちは違うんだろうと不思議に思いました。でも、同じことを繰り返しているうちに、自分は完璧じゃないと喜んじゃいけないと感じるようになりました」

「だから患者が誇らしげに「タバコの本数を減らしているんです」みたいなことを言ってくると、内心「だから？」みたいに冷ややかな気持ちになってしまう。完全にやめなきゃ意味がないじゃない、みたいに」

「そのとき、思い出したんです。どんな状況だったか詳細はもう忘れてしまいましたが、昔、あるスーパーバイズ医が、「すごい！」と言って、無邪気に患者と一緒になって喜んで、褒めていたことを。ああこれだとひらめいたんです。懸命な努力を一緒に喜んでくれる人が周りにいずに育った自分は、喜び方を知らないんだと。患者が自分なりにがんばっているにもかかわらず、その努力を認められない。患者が弱音を吐いたりすると、こんな簡単なことでと批判的になってしまうことだってある」

懸命な努力を一緒に喜んでくれる人が周りにいずに育った自分は、喜び方を知らないんだ

堰き止めていたダムが決壊したかのように一気に話し切ったDr.キム、無言で聞き入っているグループのメンバーを見回し、深く息をつき静穏を取り戻したところで、「自分の親がしていたことをそのまま患者に向けているのかな。それが患者のためにならないことは明確であるにもかかわらず……。だから、ときには、自分自身と向き合うことも大切なのかなと思うようになりました」

Dr.キムの話に刺激されて、Dr.フリードマンは彼自身の生い立ちを脳裏によみがえらせます。何が理由だったかはもう忘れてしまったけれども、むしゃくしゃして声を荒らげたときに、どちらも科学者だった両親からは、いくら大きな声で言っても、それは意味がないとたしなめられました。事実とかロジックみたいなものを使って理詰めで相手を説得することが刷り込まれるようになったきっかけかもしれない。感情なんて客観的でないものは重要でない、意味がないとさえ

終章　医師が自身と向き合う　155

考えるようになったような気がする。親からの言葉がそのまま自分のどこかに住み着いて、親から言われるまでもなく、いつの間にか自分で自分のことを規制するようになってしまったような……。

　「自分と向き合うこと」── Dr. フリードマンはノートに書き留めました。

医師のウェルビーイング

　学会で久しぶりに再会した医学部同期の Dr. トーマスから、患者と向き合う苦悩を打ち明けられた Dr. パーカー、あの日から、患者とどうしたら上手に向き合っていけるかについて、あちこちで意識的に情報を収集しています。関係のありそうなワークショップを見つけては参加し、機会があるごとに同僚たちの意見も聞いてまわりました。その努力が報われ、コミュニケーションのコツや工夫でツールボックスもかなりいっぱいになってきました。

　そんなある日、医師のセルフケアやウェルネスを支援しようとする院内のグループにめぐり会います。このグループは、医師がやりがいをもって診療に携われるように応援する活動をしているとのこと。実は、コミュニケーションのスキルトレーニングもこのグループが強く後押ししているらしい。確かに、コミュニケーションの工夫をして患者と

うまく向き合えるようになると、やりがいが高まるのは身にしみて実感している毎日、ウェルネスとコミュニケーションスキルが結びついているのはなるほどと納得がいきます。

　診療科カンファレンスで、これまでは患者からの苦情ばかり読み上げて、お世辞にも活気があるとは言えない雰囲気をもっと澱んだものにしていた医長が、最近になって患者から寄せられたお礼や称賛などポジティブなコメントも読み始めるようになったのも、実はこのグループが関与しているらしい。あの医長が自分の診療科内の医師のことを名指しで褒めるなんてこれまで考えられなかったことです。緊張の中にも少しずつ和やかな雰囲気が育ってきているような気がします。強面で一度も笑顔を見せたことのない同僚が患者の前で見せた（らしい）やさしさについて知って、彼を見る目が変わったDr. パーカーです。自分だけじゃないと思う。はじめて自分の名前が出されたときは、ちょっと気恥ずかしかったけれども、みんなが一緒になって喜んでくれた。誇らしく思うと同時に、自分の本意が患者にうまく伝わってよかったと心の底から思えた、なんとも言えないあの感覚、胸が温かくなったのを今でも覚えています。

　シュワルツ（センター）ラウンドという症例検討会もこのウェルネスグループが力を入れているそうです。症例検討会と言っても、鑑別診断や治療方針について従来の医学的観点から話し合うものでもなければ、医師や研修医だけに限られたものでもありません。職種に限らずに患者と接することのあるスタッフが定期的に集まって、ケアに携わる自分たちの心の動きについて数名が発表し、その後、参加者からも発言

終章　医師が自身と向き合う

をつのるというもの。ファシリテーターは、良し悪しの判断を下さずにシェアする心がけをつねに参加者に奨励します。普段、自分の胸に潜めてしまいがちなことを同僚と話す安全な機会ができることで、燃え尽きや感情疲労、やりがいの喪失などに対抗するのに効果を発揮するということらしいのです。

　ほかにも、プライマリ・ケア医と専門医の間で「スピードデート」なるものを企画して、紹介状の署名だけでなく、人と人とのつながりをつくってもらう努力も推しているらしい──効果的な医療連携が築き上げられることを期待して。確かに、紹介状や返書の署名欄を見てその医師の素顔を知っていると、カチンとくることも自然と少なくなりそうです。書くのに必要な時間は変わらなくても、嫌々ながら書くという心の負担は減るということか。患者から紹介状を頼まれたときに、あの先生に書くのは面倒くさいなとためらっている嫌な顔を患者に見せないようにする余計な努力も必要なくなるでしょう。

医師の役割を離れたところでも

　医師が患者とどう向き合うかについていろいろな方面から援助し、医師が医師としての役割を果たす上でそこに生じる摩擦をできるだけ少なくし、仕事ができるだけしやすくなるように応援して、仕事場でのやりがいを高めてほしいと切望するこのウェルネスグループ、でも、それだけでなく、医師

としての役割を離れたところでも、幸せや楽しさ、人生の意義を追求してほしいと言います。医師のセルフケアの重要性は、患者に対する影響という文脈だけでとらえられるべきではないという考えです。

　医師のウェルネスグループがまとめたウェブサイトを眺めてみると、確かに、患者ケアとは直接、関係のなさそうな活動も含まれていて、最近流行りのマインドフルネスのグループも定期的に開催されている様子。でも、これまで目にしたことのない試みもちらほらと見られます。

セルフ・コンパッション

　最初に、Dr. パーカーの目をひいたのは、セルフ・コンパッションというものです。

　コンパッションは患者を相手にしたときの思いやりのことを指し、倫理的ケアの基盤として不可欠であることは重々承知しています。だけれども、セルフ・コンパッション、自分への思いやり、というのは今ひとつしっくりこない。「自分にご褒美をあげましょう」なんていう商売じみた言葉がはびこる時代には、単に自分を甘やかすことやそれを通り越してナルシシズムに陥ってしまうのではないかという疑問も湧いてきます。

　ただ、完璧主義が美徳として讃えられ、それゆえにこの競争社会で勝ち抜いてきた、自分でもそれを誇りに感じている医師は、少しでもうまくいかないことがあると、厳しく自分を責めてしまう、自責の念にかられることに終始してしまっ

終章　医師が自身と向き合う

て、先に進めない。他の人、特に友だちに対しては絶対に言わないような辛辣な言葉で自分を批判、否定してしまいます。過度に自己批判していると、失敗に直面したときに、教訓を学び、解決策を見出していく「自分」が凍結してしまう。だから、完璧でない自分に対する思いやりをもつことで、つまずいてもそこから回復する力を見つけることができるようにしようということらしいのです。

　でも、どうやって……。

　「ベストフレンド」エクササイズという例が挙げられています。まずは、仲の良い友人が苦しんでいるときに寄り添う自分の態度や言動、口調を思い浮かべてみます。次に、自分が苦しんでいるときに自分批判や自己否定する態度や言動、口調を思い浮かべて、友人の場合と比較してみる。ちょっと想像しただけで、かなり違いがありそうです。

　そして、今度、自分に対する批判的、否定的な考えや言葉が湧き出てきたときに、このエクササイズで思い浮かべた、友人に対して使う態度や言動、口調と置き換えるように心がけようという、いたって単純なもののようです。他人に対して向けていた思いやりを自分にも向けてみませんかという誘い。自分自身と敵対するのではなく、自分自身を友人のように扱い、仲良くなるということ。言うのは簡単だが、実践するのは結構、難しいかもしれないと感じた Dr. パーカーでした。

他人に対して向けていた思いやりを自分にも向けてみませんか

グラティチュード（感謝）

　次に目をひいたのは、グラティチュード（感謝）というものです。

　感謝の気持ちを意識すること、表現することが、心の安定や幸せにつながると謳っています。この極めて人間的な行為は、科学とはかけ離れているように見えるけれども、科学的な指標を使った研究が行われているようです。感謝の気持ちを表現すると、巷で「幸せホルモン」と呼ばれているドーパミンやセロトニンなどの神経伝達物質の生成が刺激されるといいます。それも一時的なものでなく、感謝の表現が定期的に繰り返されると、通常の気分や感情状態が長期にわたって改善することにもつながるとのこと。ストレスホルモンに関する研究では、感謝の気持ちを表現するとコルチゾールが減少するという報告もあります。単なるまやかしではなさそうです。

　確かに、オートフォーカスで世界を見回していると、うまくいかないことや不快なことに焦点が合ってしまいがちなのは自覚している Dr. パーカー。つねに問題に焦点を当て、それに対する解決策を見つけていくことが習慣化している医師にはめずらしいことではありません。水が「半分入っているコップ」を見ると、「半分しか入っていない」と見てしまうように条件づけされている身には、「半分も残っている」とか「半分も余っている」とか「半分も溜まってきた」状況だとはとうてい思えないのです。

終章　医師が自身と向き合う

　でも、感謝するモノやコトやヒト
を探し始めると、不思議と「今、こ
の瞬間」に意識が向きやすくなるら
しい。過去の後悔や未来の不安で曇
っていた心のレンズが、目の前にあ
る景色にピタッとピントが合うよう

> 過去の後悔や未来の不安で曇っていた心のレンズが、目の前にある景色にピタッとピントが合うように

になって、あるがままを受け入れるようになるというのです。
マインドフルネスの境地に通じるものがありそうです。

　グラティチュードを実践するために、エクササイズがいく
つも考案されています。その中でも代表的なのはグラティチ
ュード日誌。毎日、3つずつ感謝するものを書き留めていく
といういたって単純なエクササイズです。最初のうちは、何
に感謝するのか戸惑うことが多いけれども、慣れてくると、
五感をフルに活用して数えきれないくらい思い浮かぶように
なるらしい。燃えるような夕焼けや透き通った湖の水面、静
かに奏でられるメロディーやさえずる鳥の声、香ばしく鼻腔
をくすぐるコーヒーの香りや甘いバニラの香り、羽毛布団の
軽くてソフトな肌触りや指と指の間を流れるせせらぎの冷た
さ、ほのかな花の匂いが感じられるハチミツの甘さやさまざ
まな香辛料が織りなすスパイシーな味わいなど、無限に広が
っていきます。

　人間は社会的な動物と呼ばれるくらいで、対人関係におい
て人に感謝する点を見出すのには事欠きません。思いがけな
く温かい言葉を受け取ったことや、ずっと音信の途絶えてい
た友人から連絡が来たこと、などなど。

　五感を介して感じる感覚に意識を向けることで、より鮮や

かに「今」を体験できるようになるところは、マインドフル
ネスの心の動きと似ているのかもしれません。このグラティ
チュード日誌とめぐり会えたことそのものを感謝の思いの第
一号として書き留め、一日を振り返ってもっと感謝の果実を
探し始めました。その過程は、娘がまだ小さかったころに、
森の小径を歩きながら、道端に隠れているベリーや昆虫を一
つひとつ見つけては大喜びしていたときとイメージが重なり
ます。なんとなく心が休まった Dr. パーカーです。

酸素マスク

　確かに、自分への思いやりや感謝のエクササイズなどを日
常生活に取り入れると、患者のケアに役立つだけでなく、一
人の人間としての自分自身のケアにも役立ちそうだと感じは
じめた Dr. パーカー、医師のウェルネスに関するワークショ
ップにも顔を出すようになりました。
　「酸素マスクをつけましょう」と熱っぽく語る同僚の医師。
アメリカで医師のセルフケアの重要さを説くときによく使わ
れるようになった「酸素マスク」のたとえ、飛行機で離陸前
に必ず耳にする安全に関するアナウンスメント、酸素マスク
が下りてきたら、まず第一に自分のマスクを着用してから子
どもや他の人の手伝いをするようにという、あの指示のこと
です。「患者を助けるためには医師がセルフケアをしている
ことが重要である」ことについて、シンプルなイメージでう
まく言い得ています。
　実はこの比喩的表現のおかげで、落ち込んでいたり、なん

となく様子がおかしい同僚に「最近、ちゃんと酸素マスクつけてる？」とカジュアルに訊くことができるようになりました。助けたい同僚に手を差し伸べることのハードルがグンと低くなったのです。

「最近、ちゃんと酸素マスクつけてる？」とカジュアルに訊くことができるように

　ただ、この酸素マスクに委ねられたメッセージ、「患者を救うためには」というところがちょっとひっかかると感じるのは Dr. パーカーだけではありません。特にこのメッセージが経営陣からくるときにはなおさらです。患者を救うことが唯一の目標として強調されていて、自分は所詮、それを達成するための道具でしかないんだとやるせない気持ちになってしまうのです。身を粉にして患者のために働いている医師の心情をかんがみるとうなずけるのではないでしょうか。

　このあたりの反省から、新しい方向が出てきました。患者エクスペリエンスだけを切り取ってその重要性を強調、周知する動きをリードしてきたベリル研究所も、今では、高めるのは患者エクスペリエンス（だけ）ではなく、医療におけるヒューマン・エクスペリエンスだと説いています。医療という文脈の中で、患者はもとより、医師、看護師、他の医療者、受付係、ひいては病院の駐車場係など、すべての人のエクスペリエンスを同時に包括的に高めようという動きです。

　患者だけに焦点を当てた患者エクスペリエンスという言葉ではなく、ケア・エクスペリエンスという言葉を使うことで、この課題をとらえ直そうとしている医療機関もあるくらいです。患者エクスペリエンス課の呼び名がケア・エクスペリエ

ンス課へと変更されたところもあります。ケアという行為は
ケアを提供する人と受ける人との間に生ずるものです。だか
らケア・エクスペリエンスという言葉を使うことで、ケアに
関わるすべての人のエクスペリエンスを重視しようという試
みです。

このような発想の転換は、医療コミュニケーションの領域
にも見られ、「患者中心のコミュニケーション」というとら
え方から「関係性中心のコミュニケーション」へと変遷して
きているのです。

新しいページをめくる

患者とどのように向き合うか、自身とどのように向き合う
かについて熱意をもって取り組み始めてから数カ月後のある
日、Dr. パーカーはコミュニケーション・コンサルタントの
グループへの参加を病院長から打診されます。同僚のために
コミュニケーション・コーチングやワークショップを提供す
るあのグループの一員になってほしいというのです。自分が
現場で抱えている課題をしっかりと汲み取って、自分に合っ
た現実的な解決策を見つけるのを辛抱強く支えてくれたグル
ープ、その一員として同僚たちの役に立つことができるので
あればと厳粛な気持ちで引き受けることにしました。

多少、不安は残るものの、系統だったオンボーディングの
プロセスを通してこの役割に慣れていくことができるとのこ
と。同僚を対象にしてコーチングやワークショップを提供す
る際に役立つ工夫やコツをグループのシニアメンバーが個別

にシェアしてくれるらしいし、彼らのシャドーイングもさせてくれるのだそうです。

なんだかワクワクしてきた Dr. パーカー、グループ参加への招待状に必要事項を書き込んでいたところ、グループのロゴの下にあるこのチームのスローガンらしきものが目を引きました。

「ケアするのは、われわれの患者たち、われわれ自身、
われわれの同僚たち」

これまでに何度も見たことがあるので網膜には視覚刺激としてとらえられていたはず。でも今回は、それが神経回路を通って高次脳機能にしっかりと伝わり、心にずしんとくる意味が付与されました。

携帯電話を手に取った Dr. パーカー、スクロールして Dr. トーマスの番号を見つけます。医学部時代から変わっていない見慣れた番号に微笑みを浮かべ、グリーンの発信ボタンに指を伸ばしました。

アメリカの医師は患者にどのように語りかけるか

　本書のカバーに散りばめられた英語表現は、筆者がアメリカの医療現場で耳にした、医師から患者への言葉の数々です。対訳例と解説を添えて一覧にしてみました。

英語表現と日本語訳の例	ニュアンス・意図
What questions do you have? 「どんな質問がありますか？」	質問があることを前提として示すことで、患者がためらわずに質問できる雰囲気をつくる
Thank you for sharing. 「お話しいただいてありがとうございます」	医師の診断や治療方針に対する疑問であっても、患者がそれを打ち明けたことに関して後悔の念を抱かせないようにする
I wish I had better news. 「もっとよいニュースを伝えられたらよいのだけれども」	「残念ですが」と医療者側の感情を前面に出さずに、患者に寄り添おうとする
How may I help you? 「どのようにお手伝い（支援）しましょうか？」	支援することは当然のこととして、その上で患者が望む支援の内容や方法について尋ねる
What worries you the most? 「今、一番気になっていること、心配なことは何ですか？」	身体症状に限定せずに、患者の心を占拠していることについてためらわずに話してもらう
We are on the same page. 「あなたと私は同じページ上にいます」	慣用句を使って、困難な状況に置かれていても、二人が同じ目標に向かっていることを強調する

日本語に訳すと耳慣れないように思われる表現もあるか
もしれませんが、患者と向き合いたいと願う医療者の配慮
や工夫を感じていただけたら幸いです。

英語表現と日本語訳の例	ニュアンス・意図
Tell me more. 「もっと話して（教えて）ください」	患者がシェアすることに純粋に興味を示し、人と人との関係を築く
I'm curious to know... 「○○について、もっと知りたいのですが」	オープンな対話の雰囲気をつくり出し、患者の積極的な発言を促す
I can't even imagine... 「想像することもできません」	未消化のまま安易に「よくわかります」と言わずに、患者の悲しみや怒りを正面から受け止める
Please help me understand... 「私が理解できるように手伝ってください」	理解に苦しむような患者の要望や行動があった際に、患者に援助を依頼するかたちで建設的な役割への期待を示し、パートナーシップを維持する
What would help you feel more confident? 「もっと自信が持てるようになるのに、どんなことが役立つでしょうか？」	健康行動変容に向けた患者なりの戦略について具体的アイデアを引き出す

あとがき

　本書の執筆にあたり、アメリカの医師が日々、奮闘している現状を忠実に伝えることを目ざしました。もちろん、日本とアメリカでは医療制度が異なることは言うまでもありません。そのため、ストーリーを語る際には、その文脈をできるだけ明確に補足することを心がけました。ここに描かれたアメリカの医師らが実践する「患者と向き合う」コミュニケーションのエッセンスが日本の医療現場でどのように活用できるかについては、読者のみなさんの判断に委ねたいと思います。忌憚のないご意見をぜひお聞かせいただければ幸いです。

　守秘義務を徹底的に遵守する医療現場が舞台であるため、多くの医師に実名を伏せて登場していただきました。一人ひとりに心から感謝申し上げます。さらに、「患者とどう向き合うか」という、一見哲学的にも聞こえる課題について、アメリカ医療の最前線で活躍する医師とともに具体的に取り組む機会を与えてくれた上司やパートナーの皆様にもこの場を借りてお礼申し上げます。彼らとの出会いがなかったら、本書は生まれることはありませんでした。

　まずは、北カリフォルニアの統合医療機関、カイザー・パーマネンテ（Kaiser Permanente）で、医師のコミュニケーション改善を数十年にわたって牽引してきた内科医、Dr. テリー・スタイン。彼女からは、現場を絶対に無視しない仕事の仕方を教わりました。英語には、難しい決意をしなければならな

いときに何を基準にして決めるかという意味あいで、「イエスさまならどうするだろう (What would Jesus do?)」という表現があるのですが、患者との会話で困ったときには「テリーならどうするだろう (What would Terrie do?)」という言葉が同僚の中で生み出されるほど、医療コミュニケーションに関する知識・経験・スキルに長けた方です。彼女の叡智をすべて AI が学習してアプリに凝縮すると世界最強の「思いやりのアプリ」ができると言っても過言ではありません。

次に、同じくカイザー・パーマネンテで、同僚の医師たちの健康とウェルネスを支えるためのグループを率いてきた家庭医の Dr. ジョン・チャック。前線で働く医師と経営陣とが対立しがちな状況でも、彼はすべての人を「同志」としてまとめる力に優れた方です。ユーモアの達人でもあり、緊張感が漂う場面で、「こういうときは大人のズボンを履いてみよう（Wear a big boy pants）」という彼の一言が、張り詰めた空気を一気に和らげた場面を、今でも鮮明に覚えています。

さらに、ニューヨークの大学病院、マウント・サイナイ (Mount Sinai) の Dr. キャメロン・ヘルナンデス。本書でも紹介しましたが、「感情に名前をつける (Naming the emotion)」といった、医療コミュニケーションにおけるさまざまな工夫を駆使する老年医療の第一人者です。病院長として病院の運営面の責任を負うようになってからも、安全やクオリティはもちろんのこと、患者と医療者の双方の視点からエクスペリエンスの改善に取り組んでいます。外来診療のクリニックだけでなく、すべての病棟、さらには救命救急センターでも私がコミュニケーション・コーチとして活動することを快く受

あとがき　　171

け入れていただきました。

　また、同じくマウント・サイナイで、初代チーフ・エクスペリエンス・オフィサーとして、システム全体にわたる患者エクスペリエンスの改善をリードした看護師のサンディ・マイヤーソン。7000 名を超えるシステム全体の医師のコミュニケーション向上という重要な取り組みにあたり、全面的な支援をいただきました。

　もちろん、アメリカだけでなく、日本でも多くの先生方にお世話になりました。この場を借りてご紹介させていただき、お礼を申し上げます。

　桜美林大学名誉教授で日本の心身医学における臨床心理士の第一人者の中村延江先生には、私が早稲田大学で心理学を学び始めたばかりの学部 3 年生のときに、日本大学医学部附属板橋病院心療内科に研修生として快く受け入れていただきました。臨床心理の技法だけでなく、心理士としての生き方についても多くを教わりました。

　国際医療福祉大学教授で心療内科医の村上正人先生には、2022 年と 2023 年の日本心療内科学会総会・学術大会において、医師のコミュニケーションや患者エクスペリエンスについて日本の心療内科医の方々と対話する貴重な機会をいただきました。

　ルーテル学院大学教授で臨床心理がご専門の田副真美先生には、まだアメリカの患者エクスペリエンスについて日本では知られていなかったころ、先生が大会長を務められた日本交流分析学会学術大会や、ルーテル学院大学の授業の場で、お話をさせていただく貴重な機会をいただきました。

慶應義塾大学病院耳鼻咽喉科ならびに中央心理研究所臨床心理士の片岡ちなつ先生には、中央心理研究所を通じた、対人援助職のセルフケアや患者エクスペリエンスに関する一連のワークショップの開催に多大なご尽力をいただきました。

　さらに、日本の政府関係者やビジネスリーダー、学識者に対して、アメリカの医療政策、社会保障制度などに関する先進的な情報を、日米の違いを踏まえた上でわかりやすく提供することで定評のあるジャーナリストの西村由美子さん。社会学者でもある彼女の社会現象をとらえる鋭い切り口に、私自身、何度もハッとさせられることがありました。

　最後に、金子書房の天満綾さんに心からお礼を申し上げます。アメリカの医療現場から伝えたいことがたくさんありすぎて方向性を見失っていたとき、数年にわたり辛抱強く相談にのっていただきました。天満さんの素晴らしい感性と的確なアドバイスのおかげで、行き詰まりを何度も打開することができました。

　日本でも医師の働き方改革が叫ばれる今日、本書に医師のウェルビーイング、仕事のやりがいの向上のヒントを見つけていただければ幸いです。当然のことですが、アメリカの医療者から委ねられた宝もののすべてを本書に盛り込むことはできませんでした。引き続き、今後も、発信していきたいと思っています。

　患者のために日々研鑽されている医療者の方々に
　感謝を込めて

近本洋介

近本 洋介（ちかもと ようすけ）

ケアリング・アクセント（Caring Accent）主宰

早稲田大学第一文学部心理学専修に在籍中から、日本大学医学部附属板橋病院心療内科で臨床心理の研修を開始。獨協医科大学越谷病院小児科で臨床心理を担当したのち、渡米。スタンフォード大学、カリフォルニア州立大学、アメリカン大学でヘルスコミュニケーションと健康行動に関する研究、教育に携わったのち、カリフォルニアの統合医療機関、カイザー・パーマネンテ、ニューヨークの大学病院、マウント・サイナイにて、医師のコミュニケーションスキルアップのプログラムをリード。シリコンバレーでコンサルティング・エージェンシー、ケアリング・アクセントを創設し、現在は、カリフォルニアとポルトガルと日本を拠点に、医療や対人援助におけるコミュニケーションの向上支援に注力。

日本心療内科学会や日本交流分析学会、日本心理臨床学会などでの講演に加え、中央心理研究所主催のワークショップを通して、患者エクスペリエンス、対人援助コミュニケーション、医療者・対人援助者のセルフケアという切り口を日本のリーダーと模索中。

日本の医療者に向けて、「米国の医師が取り組む患者エクスペリエンス」（『医学界新聞』前後編．2019 年．医学書院）や「患者エクスペリエンス：もしも患者の内なる声が聞こえたら」（『看護管理』12 回連載，2020 年．医学書院）など。一般読者向けに、『こころのセルフケア：ストレスから自分を守る 20 の習慣』（共著．2019 年．金子書房）。

早稲田大学第一文学部心理学専修卒、同大学大学院修士課程心理学専攻修了、ペンシルバニア州立大学大学院健康教育学博士（PhD）。

アメリカの医師は患者とどう向き合っているか
医療コミュニケーションの挑戦と工夫

2025 年 4 月 30 日　初版第 1 刷発行　　　　　　　　　〔検印省略〕

著　者　近本洋介
発行者　金子紀子
発行所　株式会社 金子書房
　　　　〒112-0012　東京都文京区大塚 3 − 3 − 7
　　　　TEL 03（3941）0111（代）
　　　　FAX 03（3941）0163
　　　　https://www.kanekoshobo.co.jp
　　　　振替 00180-9-103376

組版・校正　有限会社 閏月社
印　刷　藤原印刷株式会社　　製　本　有限会社 井上製本所

©Yosuke Chikamoto, 2025　Printed in Japan
ISBN 978-4-7608-2193-8　C3047